Mohamed Albanna
Warda Youssef
Hanaa Elfeky

Ventilação mecânica: Relação entre o IMC e os resultados dos pacientes

Mohamed Albanna
Warda Youssef
Hanaa Elfeky

Ventilação mecânica: Relação entre o IMC e os resultados dos pacientes

ScienciaScripts

Imprint
Any brand names and product names mentioned in this book are subject to trademark, brand or patent protection and are trademarks or registered trademarks of their respective holders. The use of brand names, product names, common names, trade names, product descriptions etc. even without a particular marking in this work is in no way to be construed to mean that such names may be regarded as unrestricted in respect of trademark and brand protection legislation and could thus be used by anyone.

Cover image: www.ingimage.com

This book is a translation from the original published under ISBN 978-3-659-83129-4.

Publisher:
Sciencia Scripts
is a trademark of
Dodo Books Indian Ocean Ltd. and OmniScriptum S.R.L publishing group

120 High Road, East Finchley, London, N2 9ED, United Kingdom
Str. Armeneasca 28/1, office 1, Chisinau MD-2012, Republic of Moldova, Europe
Printed at: see last page
ISBN: 978-620-8-28214-1

Índice:

Por
Mohamed Mamdouh Hassan Al-Banna

Resumo

Antecedentes: A ventilação mecânica é uma abordagem de gestão que salva vidas de doentes em estado crítico. No entanto, tem algumas consequências negativas que podem afetar os resultados dos doentes. Entre os factores que podem influenciar negativamente o prognóstico destes doentes encontra-se o índice de massa corporal (IMC). **Objetivo do estudo:** investigar a relação entre o IMC e resultados selecionados de doentes críticos ventilados mecanicamente. **Desenho da investigação:** Foi utilizado um desenho de investigação descritivo e correlacional. **Questões de investigação: a)** Qual é o perfil do IMC dos doentes em ventilação mecânica admitidos em unidades de cuidados intensivos durante um período de seis meses? **b)** Qual é a relação entre o índice de massa corporal e a frequência de disfunção orgânica, o tempo de permanência na UCI, o desmame da ventilação mecânica e a taxa de mortalidade entre os doentes adultos em ventilação mecânica? **Local:** diferentes unidades de cuidados intensivos de um hospital universitário no Cairo. **Amostra:** Uma amostra intencional de 30 doentes em estado crítico ligados a ventiladores mecânicos durante pelo menos 72 horas. **Instrumentos de recolha de dados:** Foram utilizados três instrumentos para recolher dados pertinentes para o presente estudo: **instrumento 1:** dados demográficos e médicos dos doentes, **instrumento 2:** lista de verificação do Programa de Avaliação do Desmame de BURNS (BWAP), **instrumento 3:** instrumento de Avaliação da Falência Sequencial dos Órgãos (pontuação SOFA). **Resultados:** Mais de três quartos (77%) da amostra estudada eram do sexo masculino, e mais de um quarto (26,7%) estava na faixa etária de 18-28 e 40-50 anos, respetivamente, com uma média de idade de : 39.766 ± 13.51.. Dois terços (66,7%) da amostra estudada apresentavam um IMC normal. Não foi encontrada relação estatística significativa entre o IMC e o tempo de internação na UTI e a taxa de mortalidade na amostra estudada, ($x2$ = 11,31, P valor < 0,79), (X^2 = 0,15, P valor < 0,928) respetivamente. Não foi encontrada relação estatística significativa entre o IMC e as tentativas de desmame da ventilação mecânica ($x2$ = 0,15, P valor < 0,928). Não foi encontrada relação estatística significativa entre o IMC e a ocorrência de disfunção orgânica (X^2 = 2,54, P valor < 0,637). **Conclusão**: No presente estudo, o IMC não apresentou relação com o desmame da VM, o tempo de permanência na UTI, a ocorrência de falência de órgãos e a taxa de mortalidade. **Recomendações**: O estado nutricional dos doentes críticos ventilados mecanicamente deve ser considerado na sua gestão; deve ser feita uma avaliação nutricional meticulosa a todos os doentes críticos ventilados mecanicamente para permitir a monitorização do seu progresso e resultados; o desenvolvimento de uma ferramenta de avaliação abrangente que facilite a inspeção e a deteção precoce de problemas/complicações entre os doentes ventilados mecanicamente o sistema de documentação dos doentes deve incluir dados de avaliação nutricional dos doentes, tais como medidas antropométricas (altura, peso) para facilitar o cálculo do IMC.

Palavras-chave: Ventilação mecânica, índice de massa corporal, disfunção orgânica, tempo de permanência na UTI, desmame da ventilação mecânica, taxa de mortalidade

Agradecimentos

Acima de tudo, agradeço a Alá, o Glorioso e o Misericordioso, por me ter ajudado e dado forças para realizar este trabalho. A Ele apresento este trabalho, por favor, Deus, aceita-o puro para a tua face e perdoa-me por todas as coisas más que já fiz.

Os meus mais profundos agradecimentos, apreço e profunda gratidão à Dra. Warda Youssef Mohamed, Professora de Cuidados Intensivos e Enfermagem de Emergência e Diretora da Faculdade de Enfermagem da Universidade do Cairo, pelo seu encorajamento para prosseguir com o tema que escolhi, orientação construtiva, assistência, crítica frutuosa e revisão meticulosa. Sem a sua supervisão cuidadosa, este trabalho nunca poderia ter sido realizado.

Devo a minha maior gratidão à Dra. Hanaa Ali El-Feky, Professora Assistente e Diretora do Departamento de Cuidados Intensivos e Enfermagem de Emergência da Faculdade de Enfermagem da Universidade do Cairo. A sua influência neste trabalho não pode ser ignorada. Agradeço-lhe o imenso apoio, a orientação construtiva, a assistência e a revisão meticulosa. Sem a sua supervisão cuidadosa, este trabalho nunca poderia ser realizado.

Gostaria de expressar a minha sincera gratidão ao Dr. Ashraf Hussein Abdelmohsen, Professor Assistente de Medicina Intensiva da Faculdade de Medicina da Universidade do Cairo. A sua influência neste trabalho não pode ser desperdiçada. Agradeço-lhe o seu imenso apoio e os seus profundos conhecimentos.
Além disso, gostaria de agradecer aos doentes em estado crítico que constituíram a amostra do estudo pela sua ajuda, disponibilidade e aceitação em participar neste estudo.

Mohamed Albanna

Introdução

Os doentes em estado crítico têm doenças potencialmente fatais que exigem uma série de intervenções de alto nível e as respostas a esse tratamento podem ser imprevisíveis. Entre estes doentes encontram-se os doentes com ventilação mecânica. Depender de ventilação mecânica após uma doença crítica é um desafio tanto para o doente como para os enfermeiros de cuidados intensivos; por isso, o enfermeiro da unidade de cuidados intensivos (UCI) deve utilizar uma abordagem holística ao prestar cuidados de enfermagem a doentes com ventilação mecânica. Além disso, a equipa que presta os cuidados deve planear sempre o desmame da ventilação mecânica. No que diz respeito à ventilação mecânica utilizada para apoiar o sistema respiratório, o enfermeiro da UCI deve avaliar os factores que influenciam o processo de desmame e também o prognóstico ou os resultados do doente (Sole, Klein & Moseley, 2013).

Além disso, Morton & Fontaine, (2013) referiram que os doentes ventilados mecanicamente necessitam de cuidados de enfermagem especiais e abrangentes que permitam diminuir os custos, o tempo de internamento e as taxas de mortalidade. Os resultados do doente com ventilação mecânica podem ser influenciados por muitos factores, como o estado hemodinâmico, o nível de consciência, a força dos músculos respiratórios, a presença de infeção da corrente sanguínea e também o peso corporal do doente. O peso corporal muda diariamente ao longo da estadia do doente na UCI, em resultado de muitos factores, incluindo o equilíbrio de fluidos, o estado nutricional, o tipo de doença aguda e a presença de comorbilidades. Assim, o enfermeiro da UTI deve ser capaz de avaliar a associação entre as alterações no peso corporal e os resultados clínicos, incluindo a duração da ventilação mecânica (VM), o tempo de permanência na UTI e a mortalidade na UTI (You, et al, 2013).

Há muitos factores que afectam o processo de desmame e podem ser classificados como: a capacidade dos pulmões para participar na ventilação, o desempenho cardiovascular e, finalmente, a prontidão psicológica. O índice de respiração rápida e superficial e os indicadores de intolerância ao desmame podem ajudar a prever o sucesso do desmame (Urden, Stacy & Lough, 2012). Por conseguinte, ao cuidar de um doente ventilado mecanicamente, o enfermeiro da UCI deve centrar a intervenção de enfermagem em duas abordagens: maximização da oxigenação, ventilação e prevenção de complicações das vias aéreas artificiais e do ventilador mecânico. O enfermeiro da UCI deve manter as formas de comunicação ideais com o doente para reduzir a ansiedade e maximizar o apoio psicológico (Chulay & Burns, 2010).

Além disso, Blackwood, et al, (2011) referiram que o enfermeiro da UCI deve estar ciente de que a ventilação mecânica prolongada tem resultados clínicos adversos com taxas mais elevadas de morbilidade e mortalidade. Mais especificamente, quanto maior for o índice de massa corporal (IMC), maior será a necessidade de admissão do doente na UCI e de ventilação mecânica, maior será o tempo de permanência no hospital e maiores serão as hipóteses de colocação de traqueostomia (Westerly & Dabbagh, 2011). Por conseguinte, a ventilação mecânica deve ser desmamada o mais rapidamente possível, com planeamento para tal desde o primeiro dia de ventilação. Isto deve-se ao facto de Blackwood, et al, (2011) terem referido que os doentes com ventilação mecânica prolongada apresentam taxas mais elevadas de morbilidade e mortalidade, com os piores resultados, em comparação com os doentes com ventilação mecânica de curta duração.

<u>Importância do estudo</u>

A ventilação mecânica é uma abordagem de gestão que salva vidas em doentes em estado crítico. Por conseguinte, a gestão de doentes ventilados mecanicamente exige uma abordagem de equipa multidisciplinar com algumas previsões do progresso ou dos resultados do doente e cuidados de enfermagem abrangentes para melhorar os resultados do doente. No entanto, ao longo de 4 anos de experiência como instrutor clínico, observou-se que os doentes ventilados mecanicamente enfrentam muitos problemas, como a dificuldade de desmame dos ventiladores mecânicos, a permanência prolongada na UCI e a repetição da ventilação mecânica após a desconexão. Estes problemas são mais frequentes nos doentes obesos e com baixo peso. No entanto, foram comunicados dados limitados sobre o efeito do IMC nos resultados dos doentes ventilados mecanicamente.

Por conseguinte, este estudo será realizado numa tentativa de investigar a relação entre o IMC e os resultados de doentes em estado crítico ventilados mecanicamente num hospital universitário do Cairo, conforme indicado pela frequência de disfunção orgânica, duração da estadia na UCI, desmame da ventilação mecânica e taxa de mortalidade. Além disso, os resultados deste estudo podem ajudar a fornecer dados baseados em provas à equipa de cuidados de saúde e a monitorizar diretamente os resultados de doentes com ventilação mecânica, melhorando assim a qualidade dos cuidados prestados aos doentes.

Objetivo do estudo

O objetivo deste estudo é investigar a relação entre o IMC e resultados selecionados de doentes críticos ventilados mecanicamente num hospital universitário no Cairo, conforme indicado pela frequência de disfunção orgânica, duração do internamento na UCI, desmame da ventilação mecânica e taxa de mortalidade.

Questão de investigação

Para cumprir o objetivo deste estudo, foram formuladas as seguintes questões de investigação:

Ql: Qual é o perfil do índice de massa corporal dos doentes com ventilação mecânica admitidos em unidades de cuidados intensivos durante um período de seis meses?

P2: Qual é a relação entre o índice de massa corporal e a frequência da disfunção orgânica, a duração do internamento na UCI, o desmame da ventilação mecânica e a taxa de mortalidade entre os doentes adultos em estado crítico com ventilação mecânica?

Definição operacional

Os resultados dos pacientes no presente estudo referem-se à frequência da disfunção orgânica, à duração do internamento na UCI, ao desmame da ventilação mecânica e à taxa de mortalidade.

RELAÇÃO ENTRE O ÍNDICE DE MASSA CORPORAL E RESULTADOS DE PACIENTES SELECCIONADOS

Capítulo II

Capítulo 1
Revisão da literatura

O objetivo desta revisão da literatura é fornecer uma visão global sobre a ventilação mecânica, as suas alterações fisiológicas e complicações; o tratamento do doente ventilado mecanicamente; a nutrição do doente ventilado mecanicamente; o processo de desmame da ventilação mecânica; o IMC e o tempo de internamento na UCI, a taxa de mortalidade, a frequência de falência/disfunção orgânica; e, por último, os cuidados de enfermagem prestados ao doente ventilado mecanicamente.

Ventilação mecânica:

A ventilação mecânica é o processo de utilização de um aparelho para facilitar o transporte de oxigénio e dióxido de carbono entre a atmosfera e os alvéolos, com o objetivo de melhorar as trocas gasosas pulmonares (Urden, Stacy & Lough, 2012). A obtenção de níveis normais de gases no sangue arterial e a manutenção de um equilíbrio ácido-base normal são os objectivos mais prioritários da ventilação mecânica, que proporciona uma ventilação e oxigenação adequadas. A ventilação mecânica pode diminuir o trabalho respiratório do doente ao descarregar os músculos respiratórios de forma sincronizada para promover as trocas gasosas (oxigenação e ventilação) (Black & Hawks, 2009, Grossbach, Chlan & Tracy, 2011).

A ventilação mecânica é uma terapia temporária ou crónica que salva vidas através da manutenção de uma ventilação adequada. Os doentes em estado crítico necessitam de ventilação mecânica, que requer uma via aérea artificial, geralmente por intubação endotraqueal. O tubo endotraqueal (ETT) é substituído por um tubo de traqueostomia em casos crónicos de ventilação mecânica (Gulanick & Myers, 2011). Conforme revelado por Marino, (2014), após duas semanas de intubação endotraqueal, a traqueostomia é recomendada para diminuir as chances de lesão laríngea.

Indicações de ventilação mecânica:

A ventilação mecânica melhora as trocas gasosas através da melhoria da correspondência da relação ventilação-perfusão (V/Q). Também pode modificar a mecânica pulmonar (por exemplo, aumento da resistência das vias aéreas, diminuição da complacência) e aumentar a demanda respiratória (por exemplo, acidose metabólica), além de aumentar o trabalho respiratório. A ventilação mecânica pode assumir parte ou a totalidade do trabalho respiratório acrescido, permitindo que os músculos respiratórios recuperem da sua fadiga. A deterioração das trocas gasosas, a falta de resposta às medidas conservadoras e a dificuldade respiratória são as causas mais comuns para ligar os doentes críticos a ventiladores mecânicos (Casserly & Rounds, 2010).

Existem várias indicações para a ventilação mecânica, tais como: insuficiência respiratória aguda, com sinais de dificuldade respiratória grave, doenças neuromusculares (por exemplo, miastenia gravis ou síndrome de Guillain-Barré), traumatismo (por exemplo, traumatismo torácico ou traumatismo craniano) e coma com dificuldades respiratórias (Kumar & Clark, 2009). A presença de um dispositivo de humidificação é necessária com a ventilação mecânica para substituir a camada mucosa do trato respiratório superior que foi contornada por tubos endotraqueais ou de traqueostomia (Urden, Stacy, & Lough, 2012).

Alterações fisiológicas em pacientes com ventilação mecânica:

A ventilação com pressão positiva pode aumentar a resistência vascular pulmonar. O ventilador mecânico aumenta a pressão alveolar, especialmente com PEEP, o que afecta a vasculatura pulmonar. O aumento da resistência vascular pulmonar diminui o enchimento do ventrículo esquerdo e o débito cardíaco, o que afecta a perfusão renal e pode diminuir o débito urinário. O aumento da pós-carga do ventrículo direito pode resultar em hipertrofia do ventrículo direito, com desvio do septo ventricular e comprometimento da função ventricular esquerda (Hess, & Kacmarek, 2014).

Como referido por Chulay & Burns, (2010), a utilização de ventilação com pressão positiva aumenta a pressão média das vias aéreas, o que pode diminuir o retorno venoso à aurícula direita, diminuindo assim o débito cardíaco. Em alguns doentes, esta diminuição do débito cardíaco pode levar a um aumento significativo da frequência cardíaca e a uma diminuição da pressão arterial e da perfusão dos órgãos vitais. Por conseguinte, é importante gerir este problema hemodinâmico aumentando a pré-carga do coração (por exemplo, administração de fluidos) e reduzindo as pressões das vias aéreas (por exemplo, aspiração, posicionamento). Ocorrem muitas alterações fisiológicas quando um doente é colocado em ventilação mecânica, como a diminuição do débito cardíaco, que se reflecte na hipotensão imediatamente após o início da ventilação mecânica. A pressão positiva também pode influenciar ligeiramente o lado esquerdo do coração, diminuindo o enchimento e o débito. Este aumento deve-se à deslocação de sangue do sistema pulmonar para o ventrículo esquerdo (Black, & Hawks, 2009).

O stress da ventilação mecânica altera o metabolismo dos doentes e leva ao aumento do catabolismo, à diminuição do anabolismo e ao comprometimento das funções imunitárias. Essas alterações podem causar desnutrição e dificultar o desmame da ventilação mecânica, a menos que haja ingestão suficiente de energia e proteína. Os indivíduos ajustam o seu metabolismo em resposta ao stress de forma diferente (Rao, Wang &Wu, 2012).

Complicação da ventilação mecânica:

Quando o doente é entubado, podem ocorrer muitas complicações potenciais, tais como: falha da ventilação, obstrução do tubo, sinusite e fístula traqueoesofágica. A paralisia das cordas vocais e a estenose laríngea ou traqueal podem surgir após a extubação. A extubação acidental também pode ocorrer com frequência na UTI. Além disso, níveis elevados e prolongados de fração inspirada de oxigénio (FiO_2), volumes e pressões elevados podem causar a perda de surfactante e a inflamação do tecido pulmonar e dos alvéolos. Isto para além da lesão pulmonar associada ao ventilador, da lesão induzida pelo ventilador e dos danos nos pulmões causados pela ventilação prolongada (Morton & Fontaine, 2013).

Consequentemente, Casserly & Rounds, (2010) revelaram que o trauma pulmonar provocado pela pressão elevada do ventilador (barotrauma), o volutrauma e as complicações associadas à ventilação mecânica (lesão pulmonar induzida pelo ventilador, pneumonia associada ao ventilador) são as complicações mais significativas. Por conseguinte, o doente que é ventilado mecanicamente deve ser tratado de forma agressiva e monitorizado cuidadosamente. O doente não consegue tossir as secreções pegajosas com reflexos de deglutição diminuídos. Assim, pode ocorrer um aumento da pressão parcial de dióxido de carbono no sangue arterial ($PaCO_2$) em resultado da obstrução do ETT devido à acumulação de secreções (Timby & Smith, 2010).

Além disso, as citocinas pró-inflamatórias podem aparecer nos pulmões e na circulação sistémica durante a ventilação mecânica de alto volume sem danos estruturais nos pulmões, esta condição é conhecida como bio-trauma. O bio-trauma pode promover lesões inflamatórias noutros órgãos, o que significa que "a ventilação mecânica pode ser uma fonte de falência de múltiplos órgãos mediada por inflamação" (Marino, 2014).

Quando os tecidos pulmonares são expostos a níveis elevados de oxigénio, começam a surgir os sinais de toxicidade do oxigénio. A traqueobronquite é o primeiro sinal de toxicidade do oxigénio, causada pelos efeitos irritantes do oxigénio. Além disso, a atelectasia por absorção é outro problema da FiO2 elevada, causada pela falta de azoto necessário para evitar o colapso alveolar (Sole, Klein & Moseley, 2013). Devido à natureza técnica altamente complexa da ventilação mecânica, podem ocorrer muitas complicações que podem ser classificadas em duas categorias: problemas do ventilador e problemas do paciente (Tabela 1) (Smeltzers, Bare, Hnkle, & Cheever, 2010).

O tubo endotraqueal proporciona uma via para a passagem de bactérias para o trato respiratório inferior. Assim, a pneumonia associada à ventilação mecânica (PAV) é uma das complicações mais graves da ventilação mecânica, que é uma infeção nosocomial que ocorre mais de 48 horas após a ventilação mecânica, com risco acrescido de mortalidade, bem como intubação prolongada e aumento do tempo de permanência na UCI. Outras complicações, tais como: traumatismo dentário ou das cordas vocais e lesões da mucosa traqueal decorrentes da colocação prolongada do TET, tromboembolismo venoso profundo e úlceras cutâneas relacionadas com a mobilidade limitada (Black, & Hawks, 2009).

Tabela (1): Problemas da ventilação mecânica

Problema	**Causa**	**Solução**
Problemas com o ventilador:		
1- Aumento do pico de pressão nas vias aéreas	- Tosse ou tubo das vias respiratórias obstruído	- Aspirar as vias respiratórias para diminuir as secreções, esvaziar o líquido acumulado no circuito.

	- Paciente a "balançar" o ventilador	- Ajustar a sensibilidade
	- Diminuição da complacência pulmonar	- Ventilação manual - Avaliar a existência de hipoxia ou broncoespasmo - Verificar os valores da gasimetria arterial - Sedar apenas se necessário
	-Dobragem dos tubos	- Verificar a tubagem; reposicionar o doente; inserir vias respiratórias orais, se necessário
	- Pneumotórax	- Ventilação manual - Notificar o médico
	-Atelectasia -Broncoespasmo	- Secreções claras
2- Diminuição da pressão ou perda de volume	- Aumento da conformidade	-Nenhum
	- Fuga no ventilador ou na tubagem; o manguito do tubo/humidificador não está apertado	- Verificar a permeabilidade de todo o circuito do ventilador - Fuga correta
Problemas dos doentes		

1-Compromisso cardiovascular	Diminuição do retorno venoso devido à aplicação de pressão positiva nos pulmões	Avaliar o estado de volume adequado através da medição da frequência cardíaca, da pressão arterial, da pressão venosa central, da pressão capilar pulmonar e do débito urinário; se os valores forem anormais, informar o médico.
2- Barotrauma/ pneumotórax	Aplicação de pressão positiva nos pulmões; pressões médias elevadas nas vias aéreas levam à rutura alveolar.	- Avisar o médico -Preparar o doente para o dreno torácico inserção. -Evitar definições de pressão elevada para doentes com DPOC, SDRA ou antecedentes de pneumotórax
3- Infeção pulmonar	Contornar os mecanismos de defesa normais; interrupções frequentes do circuito do ventilador; diminuição da mobilidade; reflexo da tosse diminuído	-Utilizar uma técnica asséptica meticulosa Prestar cuidados bucais frequentes. - Otimizar o estado nutricional

Adotado de Smeltzers, S. C., Bare, B. G., Hinkle, J. L. & Cheever, K. H, (2010). Textbook of Medical Surgical Nursing (12th ed), China, Wolters Kluwer Health / Lippincott Williams & Wilkins, p.p 656.

Gestão de enfermagem do doente com ventilação mecânica:

O enfermeiro da UCI desempenha um papel fundamental na avaliação do estado hemodinâmico do doente e do funcionamento do ventilador. Ao avaliar o doente, o enfermeiro avalia o estado fisiológico e a capacidade de lidar com a ventilação mecânica. A avaliação física inclui a avaliação sistemática de todos os sistemas corporais, com um enfoque aprofundado no sistema respiratório (Smeltzers, Bare, Hnkle, & Cheever, 2010).

Avaliação respiratória:

O enfermeiro da UCI deve avaliar os parâmetros do ventilador (modo, volume corrente, FiO2, relação inspiração/expiração, pressão de suporte, pressão expiratória final positiva (PEEP)); a colocação do ETT com verificação dos registos anteriores quanto à marca visível (em cm); os sons torácicos bilateralmente a cada 2 horas ou conforme indicado, confirmando a colocação adequada do ETT; e a leitura da saturação ligando o doente à oximetria de pulso e à amostragem ABG (Black, & Hawks, 2009).

Avaliação cardiovascular:

Uma vez que o ventilador mecânico afecta o débito cardíaco do doente, o enfermeiro da UCI deve avaliar as ondas de ECG no monitor para prever precocemente qualquer anomalia, a pressão arterial e a pressão de pulso, a circulação periférica e a perfusão, avaliando a cor, a temperatura e a humidade da pele, para além do reenchimento capilar e do pulso periférico, a primeira e a segunda bulhas cardíacas (qualidade, intensidade, tom) e a presença de sons cardíacos adicionais (sopros, estalidos, rubores) (Chulay & Burns, 2010).

Avaliação neurológica:

O indicador mais importante do funcionamento cerebral é o nível de consciência. O primeiro passo para avaliar o nível de consciência é avaliar o comportamento, a aparência e a capacidade de comunicação do doente. Além disso, a adesão do doente ventilado aos parâmetros selecionados é afetada pelo nível de consciência. O enfermeiro da UCI deve avaliar o tamanho, a forma, a simetria e a reatividade da pupila à luz direta; e também deve estar ciente do efeito de alguns medicamentos (por exemplo, atropina, morfina), especialmente ao avaliar o tamanho da pupila (Chulay & Burns, 2010).

Mais especificamente, Nicol, et al, (2012), mencionou que, "A Escala de Coma de Glasgow" (GCS) é uma ferramenta objetiva reconhecida internacionalmente, utilizada para avaliar e monitorizar o nível de consciência de um doente numa grande variedade de contextos clínicos". Assim, o enfermeiro da UCI deve avaliar o nível de consciência do doente ventilado mecanicamente, monitorizando a capacidade de abrir os olhos (abertura ocular), de falar (resposta verbal) e de mover os membros (resposta motora). Cada uma destas áreas recebe uma pontuação com base na resposta do doente. A pior pontuação total é 3 e a melhor é 15. Como indicado por Sole, Klein & Moseley, (2013), no doente ventilado mecanicamente com um tubo endotraqueal ou de traqueostomia, a letra "T" deve substituir a pontuação da resposta verbal para indicar esta questão. Além disso, a avaliação das pupilas permite avaliar a função do nervo ótico e pode ser um indicador de aumento da pressão intracraniana.

Avaliação dos tegumentos:

O facto de estar ligado a um ventilador afecta a mobilidade do doente, especialmente se o doente estiver sedado ou com o nível de consciência perturbado, pelo que a avaliação da pele do doente é muito importante devido à suscetibilidade a feridas/úlceras de cama. O enfermeiro da UCI deve avaliar a cor, a temperatura, o turgor e a humidade da pele do doente (Smeltzers, Bare, Hinkle, & Cheever, 2010).

Avaliação gastrointestinal:

A capacidade de efetuar uma avaliação completa do sistema gastrointestinal depende do estado hemodinâmico do doente.

Num ambiente de cuidados intensivos, o sistema gastrointestinal do doente pode necessitar de uma avaliação mais específica, especialmente sob o stress do ambiente da UCI, com falta de conhecimentos sobre o prognóstico da doença, e a alimentação por sonda nasogástrica ou nutrição parentérica total (NPT), que afectam diretamente o trato gastrointestinal. Além disso, o enfermeiro da UCI deve estar ciente das potenciais complicações gastrointestinais associadas à ventilação mecânica, que incluem distensão (devido à deglutição de ar), vómitos, falta de integridade da mucosa intestinal, o que permite que as bactérias passem do intestino para a corrente sanguínea, causando um risco elevado de bacteriemia e, por último, hipomotilidade e íleo (devido à utilização de analgésicos narcóticos e à imobilidade) (Morton & Fontaine, 2013).

Nutrição de doentes com ventilação mecânica:

"O estado nutricional é o equilíbrio entre a oferta e a procura nutricional atual de um doente". É avaliado através de uma abordagem abrangente e de alguns critérios como a história clínica e exame, história nutricional e medicamentosa, avaliação física, medidas antropométricas e dados laboratoriais. O enfermeiro da UCI deve iniciar a avaliação nutricional através da recolha de dados subjectivos e objectivos (Sole, Klein & Moseley, 2013).

Os doentes em estado crítico têm necessidades metabólicas muito mais elevadas do que os doentes normais, uma vez que a atividade hospitalar e os factores de stress do tratamento podem aumentar as necessidades calóricas básicas em cerca de 25%. Além disso, os doentes com ventilação mecânica de longa duração necessitam de mais proteínas e calorias por dia (Morton & Fontaine, 2013). O estado nutricional do doente é avaliado por muitos parâmetros; entre eles, as medidas antropométricas, que são medidas das dimensões humanas, como a altura, o peso, a relação cintura-quadril e a percentagem de alteração do peso corporal, e o índice de massa corporal (IMC). O IMC é o peso corporal em quilogramas dividido pela altura em metros quadrados (kg/m^2). É utilizado para avaliar a aptidão corporal (Fava , Wilson & Schaefer, 2013). O IMC é classificado em: baixo peso (IMC $< 18{,}5\ kg/m^2$), dentro do normal (IMC=18,5-24,9 kg/m2), excesso de peso (IMC=25-29,9 kg/m2), obesidade (IMC=30-34,9 kg/m2) e, finalmente, obesidade grave (IMC >40 kg/m2) (Anzuoto, et al, 2010).

Além disso, verificou-se que o IMC está significativamente associado à taxa de mortalidade, tendo sido encontrado um risco acrescido nos doentes com baixo peso (índice de massa corporal <18,5 kg/m) (Pickkers, et al, 2013). Por outro lado, a obesidade é o resultado de um desequilíbrio entre a ingestão e o consumo de energia. Enquanto a gordura é a principal forma de armazenamento de energia, a obesidade representa um excesso de gordura corporal (Porth & Matfin, 2009). Além disso, Litinski, et al (2013), mencionou que a obesidade afecta a fisiologia respiratória e também predispõe a muitos problemas, tais como: apneia obstrutiva do sono (AOS); síndrome de hipoventilação da obesidade (SHO); aumento do consumo de oxigénio com uma elevada proporção destinada ao trabalho de respiração.

Além disso, Anzuoto, et al (2010), relataram que a obesidade pode levar a uma anormalidade nos volumes pulmonares com reserva expiratória reduzida; aumento da diferença alvéolo-arterial de oxigénio; in\creased
a ocorrência da síndrome do desconforto respiratório do adulto (SDRA); e maior risco de insuficiência respiratória, maior duração da ventilação mecânica e redução acentuada da complacência do sistema respiratório.

Além disso, o doente ventilado mecanicamente com doença pulmonar obstrutiva crónica (DPOC) e (IMC < 21) tem dificuldade em desmamar com êxito da ventilação mecânica, pelo que o IMC pode ser utilizado como uma ferramenta essencial para determinar meramente o melhor momento para o desmame da ventilação mecânica em doentes com DPOC grave (Li-dong, Chang-sheng, & Zi-yu, 2013).

A obesidade está associada a muitas doenças, o que leva a uma diminuição da esperança de vida global. No entanto, existe uma associação inversa entre a obesidade e as taxas de mortalidade entre os doentes em estado crítico (Pickkers, et al, 2013). O excesso de peso e a obesidade são factores que precipitam o risco de muitas doenças, tais como: hipertensão, hiperlipidemia, diabetes mellitus tipo II, doenças coronárias e outros problemas de saúde (tabela 3) (Porth & Matfin, 2009). Enquanto Coutinho et al, (2013) relataram que, a obesidade tem um papel óbvio no desenvolvimento da infeção nosocomial entre os pacientes traumáticos gerais.

Os doentes ventilados mecanicamente são susceptíveis de desenvolver desnutrição e, por conseguinte, dificuldades no desmame da ventilação mecânica, especialmente quando a ingestão de energia e de proteínas é insuficiente. É por isso que a prestação de cuidados nutricionais de qualidade é um desafio para os enfermeiros de cuidados intensivos em todo o mundo e exige uma avaliação nutricional cuidadosa que forneça dados sobre o estado nutricional dos doentes. A desnutrição dos doentes em estado crítico provoca uma maior incidência de morbilidade e mortalidade (Rao, Wang e Wu, 2012 e Baldonado, 2011).

Suporte nutricional do paciente com ventilação mecânica

Uma vez que o doente ventilado mecanicamente é entubado, nas primeiras 24 a 48 horas deve ser iniciado o suporte nutricional. Este inclui nutrição enteral (via sonda nasogástrica) ou parentérica (periférica ou central). Os objectivos da terapia nutricional são fornecer um suporte nutricional consistente com as necessidades metabólicas específicas e os processos de doença, evitar complicações da alimentação e, eventualmente, melhorar os resultados dos doentes (Sole, Klein & Moseley, 2013)*****

As soluções de nutrição parentérica total têm concentrações mais elevadas de dextrose e proteínas, que são hiperosmóticas e administradas lentamente com uma bomba de infusão. Necessita de um acesso às veias centrais, como um cateter venoso central, que requer cuidados de enfermagem especiais. A nutrição parentérica é o método mais adequado para manter o fornecimento de nutrientes aos doentes que não toleram a terapêutica entérica ou que não devem ingerir nada por via oral durante um período prolongado, geralmente superior a uma semana. No entanto, a nutrição enteral é mais eficiente do que a nutrição parenteral na manutenção da integridade intestinal com modulação do sistema imunitário e do stress (Sole, Klein & Moseley, 2013).

Papel da enfermagem em relação ao ventilador mecânico:

Os sistemas de alarme são muito importantes para ajudar o enfermeiro da UCI a detetar precocemente o mau funcionamento do ventilador, o que constitui um problema grave. Os sistemas de alarme podem ser classificados de acordo com o volume e a pressão, alta e baixa. Os alarmes de baixa pressão indicam a desconexão do doente do aparelho de ventilação ou uma fuga nos tubos. Os alarmes de alta pressão indicam pressões elevadas. O enfermeiro da UTI deve avaliar o ventilador a cada 2 a 4 horas e estar atento às interpretações dos alarmes (Tabela 2) (Morton & Fontaine, 2013).

Tabela (2): Resolução de problemas do ventilador

Problema	**Causas possíveis**	**Ação**

<table>
<tr><td rowspan="3">1.
Alarme de volume ou pressão</td><td colspan="2">**-Relacionado com** o doente:</td></tr>
<tr><td>- Doente desligado do ventilador</td><td>- Em primeiro lugar, restabelecer a ligação.
- Auscultar o pescoço para detetar possíveis fugas à volta da braçadeira do tubo endotraqueal.</td></tr>
<tr><td>- Perda do volume corrente administrado (VT)</td><td>- Rever a radiografia do tórax para verificar se o ETT está colocado - pode estar demasiado alto.
- Verificar se há perda de volume corrente através do tubo torácico.</td></tr>
<tr><td rowspan="4">1.
Alarme de volume ou pressão</td><td>- Diminuição das respirações iniciadas pelo doente</td><td>Avaliar o doente quanto à causa: avaliar a frequência respiratória, os gases sanguíneos arteriais (ABGs) e a última sedação.</td></tr>
<tr><td>- Aumento da conformidade</td><td>Pode dever-se à remoção de secreções ou ao alívio de broncoespasmos.</td></tr>
<tr><td colspan="2">**Relacionado com o ventilador**</td></tr>
<tr><td>-Leaks</td><td>- Verifique se há perda de ligação em toda a tubagem, começando no doente e seguindo em direção ao humidificador.
- Verificar se há alterações nas definições do ventilador. (Nota: Se o problema não for corrigido em primeiro lugar, utilizar o saco de reanimação obrigatório até o problema do ventilador ser corrigido).</td></tr>
<tr><td rowspan="2">**2- Alarme de alta pressão ou de pico de pressão**</td><td colspan="2">**Relacionado com o doente**</td></tr>
<tr><td>- Diminuição da conformidade
- Aumento das pressões dinâmicas</td><td>- Aplicar sucção endotraqueal e orofaríngea ao doente.
- Administrar ß-agonistas inalados.
- Se for súbito, avaliar a presença de pneumotórax.
- Avaliar a radiografia do tórax para colocação do ETT no brônquio principal direito.
- Sedar se o doente estiver a balançar o ventilador ou a morder o ETT.</td></tr>
</table>

	- Aumento da pressão estática	- Avaliar os valores da gasometria arterial para detetar hipoxia, fluidos para detetar sobrecarga, radiografia do tórax para detetar atelectasia. - Auscultar os sons respiratórios.
	Relacionado com o ventilador	
	- Torção de tubos	Verificar a tubagem
	- Tubo cheio de água	- Esvazie a água para um recipiente: Não esvaziar a água para o humidificador.
	Assincronia doente-ventilador	- Verificar novamente as definições de sensibilidade e de pico de fluxo. - Providenciar sedação/paralisia, se indicado.

Adotado de Morton, P. G., Fortaine, D. K., (2013). Critical Care Nursing, (10th ed), China, Wolters Kluwer Health / Lippincott Williams & Wilkins, p.p 534.

Desmame da ventilação mecânica:

O desmame é a retirada gradual do ventilador mecânico e o restabelecimento da respiração espontânea. Os doentes ventilados mecanicamente têm de ser avaliados diariamente quanto à sua prontidão para o desmame, tendo em conta os seguintes critérios (nível de consciência, estabilidade fisiológica e hemodinâmica, frequência e padrão respiratórios). Existem factores importantes que influenciam a capacidade de desmame do doente ventilado mecanicamente, que incluem: a capacidade do pulmão para participar na ventilação e respiração; o desempenho cardiovascular; e a prontidão psicológica (Urden, Stacy & Lough, 2012).

Conforme indicado por Chulay & Burns, (2010), o desmame da ventilação mecânica é o processo de transição do doente dependente do ventilador para a respiração espontânea sem assistência. Trata-se de um período de tempo em que o nível de suporte do ventilador para a oxigenação e a ventilação é reduzido gradual ou subitamente. O desmame é considerado completo, ou bem-sucedido, quando o paciente é capaz de respirar espontaneamente por 24 a 48 horas. O desmame é classificado em duas categorias: desmame da ventilação mecânica de curta duração (menos de 3 dias de ventilação) e desmame da ventilação mecânica de longa duração (mais de 3 dias de ventilação).

Além disso, Black & Hawks, (2009) referem que, enquanto o doente respira de forma mais independente, o número de respirações pelo ventilador acaba por diminuir até zero. A primeira tentativa de desmame pode não ser bem sucedida devido a muitas causas, tais como: diminuição da força dos músculos respiratórios, processos de doença subjacentes e incapacidade dos músculos respiratórios para manter a respiração espontânea após ventilação controlada obrigatória (VMC) prolongada.

Assim que a ventilação mecânica começa, começam os planos para desmamar o doente do suporte mecânico. Para atingir este objetivo, a principal causa da insuficiência respiratória deve ser corrigida, prevenindo complicações e restaurando ou mantendo o estado funcional fisiológico e psicológico. Assim, os pacientes ventilados mecanicamente são avaliados diariamente para verificar se estão prontos para o desmame, realizando um teste de respiração espontânea. O doente ventilado mecanicamente pode falhar uma tentativa de desmame durante o desmame a longo prazo, pelo que o doente deve ser colocado em repouso antes de se tentar outra tentativa, até 24 horas. O período de repouso permite a recuperação dos músculos respiratórios. Deve ser aplicada uma reavaliação regular do plano de desmame por uma equipa multidisciplinar (Morton & Fontaine, 2013). Os pacientes que necessitam de ventilação mecânica prolongada (>72 horas) podem ter mais fatores fisiológicos que afetam o desmame, como nutrição inadequada e fraqueza muscular respiratória.

Por conseguinte, a lista de verificação do Burns Wean Assessment Program (BWAP) é uma ferramenta que fornece uma avaliação abrangente da prontidão para o desmame, para além de uma pontuação de base a partir da qual a progressão pode ser avaliada. A lista de verificação BWAP avalia os factores pulmonares e não pulmonares que afectam o sucesso do desmame. Se o ensaio de desmame falhar, estes factores devem ser reavaliados para aumentar as hipóteses de sucesso do doente nos próximos ensaios de desmame (Sole, Klein & Moseley, 2013).

A respiração rápida durante a tentativa de respiração espontânea pode ser o resultado de dispneia induzida por ansiedade e não por falha do ventilador. Além disso, a disfunção cardíaca pode ser responsável por 40% das tentativas de desmame falhadas. Além disso, a fraqueza dos músculos respiratórios é uma das causas essenciais do insucesso da desconexão da ventilação mecânica. Além disso, a depleção de magnésio e fósforo pode deteriorar a fraqueza muscular respiratória (Marino, 2014).

O índice de respiração rápida e superficial (RSBI) pode prever o sucesso do desmame. É o rácio calculado pela frequência respiratória dividida pelo volume corrente. Se o RSBI for <105, tem sido amplamente aceite pelos profissionais de saúde e pode ser realizado um ensaio de respiração espontânea. Se o doente estiver a ser sedado, a medicação deve ser suspensa pelo menos uma hora antes da medição do RSBI. O paciente é avaliado frequentemente durante o processo de desmame para detetar sinais de intolerância ao desmame, (Tabela 3) (Urden, Stacy, & Lough, 2012).

Tabela (3): Indicadores de intolerância ao desmame

1 Diminuição do nível de consciência
2 Pressão arterial sistólica aumentada ou diminuída em 20 mm Hg
3 Pressão arterial diastólica superior a 100 mm Hg
4 Aumento da frequência cardíaca em 20 b/min
5 Contracções ventriculares prematuras superiores a 6/min, pares ou séries de taquicardia ventricular
6 Alteração do segmento ST (geralmente elevação)
7 Frequência respiratória superior a 30 br/min ou inferior a 10 br/min
8 Volume corrente espontâneo inferior a 250 ml
9 $PaCO_2$* aumentada em 5-8 mm Hg e/ou pH inferior a 7,30
10 SpO_2** inferior a 90%
11 Utilização dos músculos acessórios da ventilação
12 Queixas de dispneia, fadiga ou dor
13 Movimento paradoxal da parede torácica ou assincronia torácica abdominal
14 Diaforese
15 Agitação ou ansiedade graves que não são aliviadas pela tranquilização
16 Pressão parcial do dióxido de carbono no sangue arterial
17 Nível de saturação de oxigénio no sangue

Adotado de Urden, L. D., Stacy, K. M., Lough, M. E. (2012). Critical Care Nursing, (6th ed), EUA, Mosby/ Elsevier Inc, p.p 326.

A fadiga muscular respiratória é comum em doentes ventilados em fase de desmame. Ocorre quando a carga de trabalho respiratório é excessiva e excede as reservas metabólicas, levando à fadiga e à indução de insuficiência respiratória hipercarbónica. Os sinais de fadiga incluem: a- dispneia, b- taquipneia, c- assincronia tóraco-abdominal e d- PaCo2 elevada (um sinal tardio). Uma vez fatigado, o músculo respiratório necessita de 12 a 24 horas de repouso para recuperar, pelo que a carga de trabalho respiratório deve ser reduzida com uma seleção cuidadosa do modo de ventilação (Chulay & Burns, 2010).

Além disso, Morton & Fontaine, (2013) referiram que a fadiga dos músculos respiratórios pode ocorrer em resultado da desnutrição, uma vez que os músculos respiratórios necessitam de energia para funcionar. Se as necessidades energéticas não forem satisfeitas, ocorre fadiga muscular, o que leva à descoordenação dos músculos respiratórios e a uma diminuição do volume corrente. A hipomagnesémia e a hipofosfatémia têm sido implicadas na fadiga muscular causada por níveis reduzidos de trifosfato de adenosina. Os desequilíbrios electrolíticos devem ser corrigidos e monitorizados diariamente para um funcionamento muscular ótimo durante o desmame do ventilador.

Medicação contraditória com o desmame:

Tal como indicado por Marino (2014), os doentes em estado crítico sentem dor mais rapidamente do que os doentes saudáveis (hipernocicepção). Além disso, as experiências mais dolorosas para os doentes da UCI são a aspiração endotraqueal e o facto de estarem acamados. Assim, os fármacos analgésicos são os mais frequentemente utilizados na UCI para reduzir a dor dos doentes. A sedação profunda (em que o doente não está desperto) e o uso sustentado de benzodiazepinas (midazolam e lorazepam) para sedação estão associados a atrasos no desmame da ventilação mecânica e a estadias mais longas na UCI.

O uso da interrupção diária da sedação não pode diminuir a duração da ventilação mecânica ou da permanência na UTI entre pacientes ventilados mecanicamente. Os pacientes criticamente enfermos são retirados mais rapidamente da ventilação mecânica quando são utilizadas estratégias específicas para minimizar a sedação excessiva (Mehta, 2012). O propofol (Deprivan) é um potente agente sedativo utilizado na UCI, ligando-se aos receptores do ácido gama-aminobutírico (GABA) com uma curta duração de ação (1-2 minutos), e o efeito do fármaco dura 5-8 minutos. É utilizado para sedação de curta duração quando se pretende um despertar rápido. Assim, o propofol é preferido para sedar a longo prazo os doentes ventilados mecanicamente para evitar atrasos no desmame (Marino, 2014).

IMC e duração do internamento na UCI:

Existem vários factores potenciais que afectam a duração da estadia nos cuidados intensivos; também não existem estudos suficientes que revelem os factores que influenciam a duração da estadia na UCI (Böhmer, et al, 2014). O IMC está associado ao tempo de internamento na UCI, enquanto a obesidade pode afetar o estado hemodinâmico e piorar o prognóstico do doente ventilado mecanicamente, resultando num internamento prolongado na UCI (Shah, et al, 2013). Além disso, a ventilação mecânica prolongada está associada à obesidade mórbida. Assim, sugere-se que o procedimento de traqueostomia seja efectuado nos primeiros nove dias para diminuir o tempo de permanência na UCI e as taxas de infeção nosocomial (Alhajhusain, et al, 2014).

IMC e taxa de mortalidade:

Os dados relacionados especificamente com o impacto da obesidade nos resultados da ventilação mecânica são mais limitados. No entanto, depois de avaliar os doentes ventilados mecanicamente de acordo com o índice de massa corporal, os resultados revelaram que a obesidade estava significativamente associada à mortalidade na unidade de cuidados intensivos (Anzuoto, et al, 2010).

As taxas de mortalidade estão aumentadas entre os pacientes com obesidade classe III (IMC >40 kg/m^2) com uma redução significativa da esperança de vida em comparação com o peso normal. A obesidade não tem qualquer efeito sobre os resultados em doentes críticos que necessitam de ventilação mecânica invasiva nas unidades de cuidados intensivos (Kitahara, et al, 2014, Lee, Tefera, & Colice, 2014). Além disso, Hoffmann, et al (2011), mencionaram que existe uma correlação significativa entre obesidade, baixo peso e taxas de mortalidade mais elevadas entre os pacientes politraumatizados. No entanto, Venkatram, et al (2013) revelaram que não existe uma relação entre o IMC e as taxas de mortalidade ou quaisquer outros resultados em doentes em estado crítico. No entanto, o tempo de permanência na UTI é maior nos pacientes com obesidade grave. Por outro lado, as taxas de mortalidade mais elevadas estão associadas a doentes com baixo IMC que têm doença cardiovascular e vascular periférica.

Frequência de falência de órgãos na UTI:

O doente crítico é um doente altamente vulnerável à infeção devido à presença de dispositivos invasivos e à infeção nosocomial que leva à ativação da resposta inflamatória, provocando a libertação de várias citocinas dos macrófagos, o que conduz à sépsis e à síndrome de disfunção de múltiplos órgãos. A resposta inflamatória num órgão pode desencadear a disfunção de outro. Por conseguinte, a disfunção de um determinado órgão torna mais provável a disfunção de um segundo ou terceiro órgão. Normalmente, os primeiros órgãos a manifestar sinais de disfunção são os pulmões, o coração e os rins. A insuficiência hepática tende a ocorrer mais tarde porque o fígado tem uma capacidade compensatória considerável (Morton & Fontaine, 2013).

Além disso, Sole, Klein & Moseley, (2013) revelaram que "a síndrome de disfunção de múltiplos órgãos (MODS) é a disfunção progressiva de dois ou mais sistemas de órgãos como resultado de uma resposta inflamatória descontrolada a uma doença ou lesão grave". A MODS pode ser classificada como primária ou secundária; a MODS primária é causada por uma lesão direta de um órgão devido a choque, trauma, queimadura ou infeção. Enquanto a grande disseminação da inflamação sistémica que leva à falência de um órgão é designada por MODS secundária sem influência do insulto inicial.

IMC e frequência de falência de órgãos:

Existem muitos factores de risco que facilitam o desenvolvimento de sépsis, especialmente em doentes ventilados, tais como: desnutrição (obesidade ou baixo peso), imunossupressão e utilização prolongada de antibióticos (Chulay& Burns, 2010). A incidência de lesão renal aguda aumenta entre os doentes com IMC elevado, mas os doentes com IMC normal ou baixo peso têm um risco menor de lesão renal aguda (Druml, et al, 2010).

A presença de mais adipócitos nas células pancreáticas tem uma relação marcada com a necrose pancreática extensa durante a pancreatite aguda, que leva à falência de vários órgãos em indivíduos obesos. Os ácidos gordos insaturados podem ser o fator inflamatório, diminuindo os complexos mitocondriais I e V, descarregando o cálcio intracelular e causando necrose. Por outro lado, os ácidos gordos saturados não podem desempenhar o mesmo papel. Assim, os ácidos gordos insaturados devem ser direcionados pelas abordagens terapêuticas para diminuir os resultados adversos do doente obeso (Navina, et al, 2011).

Cuidados de enfermagem ao doente com ventilação mecânica:

O enfermeiro que é designado para cuidar de um doente com ventilação mecânica deve interagir eficazmente com cada membro da equipa de cuidados de saúde para alcançar os resultados desejados para o doente. Uma das principais influências que o enfermeiro pode exercer sobre os doentes com ventilação mecânica é a diminuição dos custos, do tempo de internamento na UCI e das taxas de mortalidade através de intervenções de enfermagem eficazes que previnam ou minimizem as complicações (Morton & Fontaine, 2013). A gestão destes doentes requer uma abordagem de equipa multidisciplinar que consiste em cuidados de enfermagem intensivos e qualificados, com fisioterapia regular, gestão cuidadosa da dor e da angústia (Kumar & Clark, 2009).

O enfermeiro da UCI deve estabelecer as prioridades de cuidados quando lida com o doente ventilado mecanicamente, centrando-se no seguinte: a- proporcionar humidificação, uma vez que o ETT contorna o sistema das vias aéreas superiores, b- manter a gestão do cuff, uma vez que o cuff pode causar danos na parede traqueal, c- aspirar para promover a eliminação de secreções, d- estabelecer um método de comunicação, e e- proporcionar higiene oral. Além disso, a avaliação das definições e dos alarmes do ventilador com a compreensão de como lidar com os problemas é um papel importante da enfermagem para evitar complicações fatais (Urden, Stacy, & Lough, 2012).

Além disso, Timby & Smith (2010) referiram que o enfermeiro da UCI deve monitorizar periodicamente os sinais vitais e manter a ligação à oximetria de pulso para efetuar uma avaliação contínua do sistema respiratório. Assim, é absolutamente necessário manter as vias aéreas sempre desobstruídas, o que é conseguido através da aspiração endotraqueal e orofaríngea para evitar a acumulação de secreções. O enfermeiro da UCI deve evitar a remoção acidental do tubo endotraqueal para evitar edema da laringe ou laringoespasmo, que podem causar paragem respiratória. Além disso, o enfermeiro da UCI deve também mudar a posição do doente de duas em duas horas para evitar atelectasias pulmonares e úlceras cutâneas (Tabela 4).

Tabela (4): Cuidados de enfermagem a doentes com ventilação mecânica

Intervenção de Enfermagem	**Racional**
1- Verificar os parâmetros da ventilação mecânica (modo, VT, FiO2 , relação I:E, pressão de suporte, PEEP)	1. Determinar os valores de referência e validar a exatidão das definições
2- Avaliar o som do tórax a cada 1-2 horas, conforme indicado	2. Para ter a certeza de que os sons torácicos são iguais bilateralmente

3- Verificar a colocação do tubo endotraqueal e fixá-lo. Verificar nos registos anteriores se existe uma marca visível (em cm)	3. A parte visível do ETT não deve mudar. A fixação impede o deslocamento
4- Utilizar a via aérea orofaríngea, se necessário.	4. Para evitar que o doente morda o ETT para evitar a compressão do tubo
5- Proporcionar uma humidade do ar adequada através da utilização do humidificador do ventilador	5. Substituir a função das vias respiratórias superiores de aquecer e humidificar o ar inspirado, bem como de facilitar a remoção das secreções.
6- Avaliar a presença de úlcera de pressão de irritação da pele ou das mucosas em cada turno	6. O facto de estar acamado pode causar pressão sobre a pele, e o ETT também exerce pressão sobre os lábios e a mucosa oral no local de colocação
7- Virar e reposicionar o cliente de 2 em 2 horas	7. Evitar as úlceras de pressão devidas ao acamamento prolongado, bem como melhorar a ventilação de ambos os pulmões e a mobilização das secreções
8- Aspiração oral e endotraqueal conforme indicado: a- Quando as secreções podem ser vistas ou os sons resultantes das secreções são ouvidos com ou sem estetoscópio. b- Após a fisioterapia torácica. c- Após tratamentos com broncodilatadores.	8. Impedir a acumulação de secreções nas vias respiratórias, o que leva a um aumento da resistência das vias respiratórias e diminui a eficiência do processo de troca de gases.
9- Monitorizar os valores ABG e a oximetria de pulso.	9. Avaliar a adesão do doente e o grau de oxigenação, uma vez que a intervenção pode ser alterada.

10- Ajudar no processo de desmame quando iniciado: a- Observação atenta de quaisquer alterações da P, PA, ansiedade e FR. b- Obter amostra ABG com leitura de oximetria de pulso do monitor.	10. avaliar a adesão do paciente ao processo de desmame e iniciar imediatamente a intervenção, se indicado.
11- Monitorizar complicações como: a- Padrão respiratório ineficaz b- Aspiração das vias aéreas c- Edema da laringe d- Lesão traqueal e- Dobramento do ETT, falha do cuff, alarmes do ventilador mecânico. f- Barotrauma, volutrauma	11. descobrir imediatamente qualquer problema, fazer a intervenção específica e correta a tempo.

Adotado de Black, J. M., Hawks, J. H., (2009). Medical Surgical Nursing, (8th ed), EUA, Mosby/ Elsevier Inc, p.p 1646-1649

A aspiração é um risco que pode ocorrer após ou durante a entubação e que aumenta a incidência da infeção nosocomial ou da síndrome de dificuldade respiratória do adulto (SDRA). Assim, a elevação da cabeceira da cama do doente em cerca de 30 graus ou mais pode minimizar a aspiração. Além disso, a manutenção da insuflação do cuff e a aspiração da orofaringe ajudam a evitar a ocorrência de aspiração (Morton & Fontaine, 2013).

A aspiração de rotina tem sido uma prática habitual no tratamento de doentes dependentes do ventilador. No entanto, a aspiração endotraqueal já não é recomendada como procedimento de rotina, devendo ser efectuada apenas quando estão presentes secreções respiratórias. Além disso, a instilação de soro fisiológico na traqueia durante a aspiração para facilitar a limpeza das secreções já não é aconselhada como procedimento de rotina, o que pode espalhar a infeção da superfície interna do ETT para o sistema respiratório inferior (Marino, 2014).

Urden, Stacy, & Lough, (2012) referiram que a monitorização da pressão do cuff do ETT ou da traqueostomia é considerada uma questão crítica dos cuidados do doente ventilado mecanicamente para evitar as complicações da isquemia e lesão traqueal. A pressão da braçadeira deve ser monitorizada de 8 em 8 horas com um manómetro de pressão da braçadeira. A pressão do balonete deve ser mantida em 20 a 25 mm Hg (24 a 30 cm H_2O), pois pressões maiores diminuem o fluxo sanguíneo para os capilares na parede traqueal e pressões menores aumentam o risco de aspirações.

A intervenção de enfermagem no doente ventilado mecanicamente deve centrar-se na maximização da oxigenação e da ventilação e na prevenção de complicações relacionadas com as vias aéreas artificiais. O enfermeiro da UCI deve aplicar as seguintes intervenções de enfermagem: a- Avaliar a adesão do doente ao ventilador, b- aspirar apenas quando as condições clínicas o indicarem (ex: tosse ou secreções visíveis, dificuldade respiratória, ruídos torácicos adventícios), c- monitorização contínua não invasiva da Spo2 por oximetria de pulso e comparar com os resultados das análises periódicas da ABG, d- observar sinais e sintomas de diminuição da Pao2, aumento da Paco2 e dificuldade respiratória (Chulay & Burns, 2010).

Os doentes ventilados mecanicamente necessitam de cuidados orais eficazes e repetidos, para manter a integridade da mucosa orofaríngea, o que ajuda a evitar a ocorrência de pneumonia associada à ventilação mecânica (PAV), causada por infeção e colonização de organismos. Os cuidados com os olhos também são muito importantes, especialmente se o doente estiver sedado ou comatoso, pelo que a aplicação de gotas lubrificantes ou pomada, a colocação de fita adesiva nos olhos, a aplicação de protecções oculares ou a aplicação de uma câmara de humidade devem ser programadas como cuidados de enfermagem de rotina e não conforme necessário (Morton & Fontaine, 2013).

O tratamento cuidadoso da dor e da angústia com analgésicos e sedativos, o apoio nutricional, para além dos antagonistas dos receptores H2 ou dos inibidores da bomba de protões (em casos selecionados) para prevenir a ulceração induzida pelo stress, também necessitam de meias de compressão com heparina subcutânea de baixo peso molecular para prevenir a trombose venosa, a prevenção da obstipação e das úlceras de pressão (Kumar & Clark, 2009).

CAPÍTULO 2

Temas e métodos

Objetivo do estudo

O objetivo deste estudo é investigar a relação entre o IMC e resultados selecionados de doentes críticos ventilados mecanicamente num hospital universitário do Cairo.

Questões de investigação

Para cumprir o objetivo deste estudo, foram formuladas as seguintes questões de investigação:

Q1: Qual é o perfil do índice de massa corporal dos doentes com ventilação mecânica admitidos em unidades de cuidados intensivos durante um período de seis meses?

P2: Qual é a relação entre o índice de massa corporal e a frequência da disfunção orgânica, a duração do internamento na UCI, o desmame da ventilação mecânica e a taxa de mortalidade entre os doentes adultos em estado crítico com ventilação mecânica?

Conceção da investigação

No presente estudo, foi utilizado um modelo de investigação correlacional descritiva. As investigações correlacionais descritivas são utilizadas para descrever as relações entre variáveis e não para apoiar inferências de causalidade e podem também ser utilizadas como ponto de partida para desenvolver novas teorias ou hipóteses. As investigações correlacionais descritivas são consideradas estudos não experimentais que dizem respeito à observação e à descrição e não à intervenção (Polit & Beck, 2012).

Temas

Uma amostra intencional que incluiu todos os doentes adultos em estado crítico do sexo masculino e feminino que estavam dispostos a participar no estudo durante um período de seis meses, de março a setembro de 2014, constituindo 30 doentes, 23 dos quais eram do sexo masculino, enquanto apenas 7 eram do sexo feminino, com idades compreendidas entre os 18 e os 60 anos e ligados a ventiladores mecânicos durante, pelo menos, 72 horas

Critérios de exclusão:

Doentes que são completamente dependentes de ventiladores mecânicos, por exemplo, enfarte do tronco cerebral, doença neuromuscular; e doentes cronicamente debilitados e em fase terminal.

Definição

O presente estudo foi realizado em diferentes unidades de cuidados intensivos (UCI) de um hospital universitário no Cairo. Estas unidades foram:

1- O Departamento de Medicina Intensiva (primeira e segunda unidades) situa-se no primeiro andar e é composto por três UCI, duas unidades de cuidados coronários (UCC) e uma sala de exames. Cada UCI e UCC contém quatro ou três camas, num total de 21 camas. A segunda unidade está localizada no segundo andar. É constituída pela UCI14 (contém 14 camas), pela UCI 9 (contém nove camas), por uma sala de isolamento (contém quatro camas), por uma sala de reanimação (contém três camas) e por uma sala de exames (contém uma cama), representando um total de 31 camas.
2- O Departamento de Medicina Intensiva (a terceira unidade) no 4th andar é composto por duas salas, a primeira com 15 camas e a segunda com 10 camas.
3- A UCI de urgência é composta por 12 camas.
4- A UCI de um hospital para queimados e urgências é composta por 20 camas.

Instrumentos de recolha de dados

Foram utilizados os seguintes três instrumentos para recolher dados pertinentes para o presente estudo: ficha de dados demográficos e médicos, lista de verificação do Programa de Avaliação do Desmame de BURNS (BWAP) e pontuação da Avaliação Sequencial da Insuficiência Orgânica (pontuação SOFA).

5- Ficha de dados demográficos e médicos: Foi desenvolvida pelo investigador e revista por um painel de três peritos em enfermagem de cuidados intensivos. Abrange dados como a idade do doente, o sexo, o diagnóstico, as doenças comorbidade, a duração do internamento na UCI, medidas antropométricas selecionadas (peso corporal, altura, comprimento ulnar e circunferência média do braço), data de ligação/desligamento do ventilador mecânico e hábitos tabágicos do doente.
6- Lista de controlo do Programa de Avaliação do Desmame de BURNS (BWAP). Esta ferramenta foi desenvolvida por Burns S.M. (1990). Fornece uma avaliação mais abrangente da prontidão para o desmame. É utilizada para avaliar e acompanhar sistematicamente o progresso do desmame dos doentes ventilados mecanicamente através de uma avaliação geral e respiratória. O BWAP é uma

lista de controlo com vinte e seis itens, que abrange duas grandes áreas de avaliação. A primeira é a avaliação geral do doente, que envolve (a estabilidade hemodinâmica, o hematócrito, a albumina sérica, os electrólitos de Ca, Mg e PO_4 , a dor, o padrão de sono, os problemas intestinais, o nível de ansiedade e a radiografia do tórax) e a segunda é a avaliação respiratória, que envolve (o fluxo de gás e o trabalho respiratório, a desobstrução das vias aéreas, força, resistência e gases sanguíneos arteriais).

Recomenda-se a utilização da lista de verificação BWAP no caso de os doentes estarem prontos para o desmame, para evitar resultados falsos associados à sedação ou à instabilidade hemodinâmica (Burns, et al, 2010). A lista de verificação BWAP avalia factores não pulmonares que afectam o sucesso do desmame, por exemplo: hematócrito; fluidos, electrólitos e nutrição; ansiedade, dor e repouso; função intestinal; e condição física e mobilidade. Além disso, avalia factores pulmonares, como a frequência e o padrão respiratórios; secreções; doença neuromuscular e deformidades; tamanho e desobstrução das vias aéreas; e gases sanguíneos arteriais (Sole, Klein & Moseley, 2013).

Sistema de pontuação:

A pontuação BWAP é calculada dividindo o número total de respostas afirmativas por 26 (o número total de factores BWAP). A lista de controlo BWAP requer a atribuição de 1 de 3 respostas (sim, não ou não avaliado) com base nas 24 horas anteriores. Foi atribuída uma pontuação à resposta "Sim", que indica que o fator preenche os critérios do item verificado (Sim = 1), enquanto a pontuação zero foi atribuída à resposta "Não" ou "Não avaliado", o que significa que o fator não preenche os critérios deste item (Não, não resposta = 0), a resposta (não avaliado) é utilizada quando não estão disponíveis dados suficientes. O efeito das respostas não avaliadas na pontuação total é negativo. Os doentes com pontuações BWAP superiores a 50% indicam um desmame bem sucedido e resultados positivos. No entanto, os doentes com uma pontuação BWAP inferior a 50% indicam dificuldades em manter a respiração espontânea durante o ensaio de respiração espontânea e quase não têm sucesso no desmame (Burns, et al, 2012).

7- Ficha de avaliação sequencial da falência de órgãos (pontuação SOFA): foi desenvolvida por Vincent (1996). É um sistema de pontuação utilizado para determinar a extensão da função dos órgãos de um doente ou a taxa de disfunção durante a sua estadia na unidade de cuidados intensivos (Acharya, Pradhan, & Marhatta, 2006).

É completado através da avaliação da função de seis sistemas corporais diferentes:

a- Sistema respiratório: é avaliado principalmente com base na obtenção da relação entre a pressão arterial parcial de oxigénio (PaO2)/fração inspirada de oxigénio (FiO2).

b- Sistema cardiovascular: é avaliado através do cálculo da pressão arterial média utilizando a equação PAM= PAS + 2(PAD) / 3; e da avaliação da dose de fármacos vasoactivos.

c- Sistema renal: é avaliado com base no controlo do nível de creatinina sérica ou da diurese (quantidade de urina produzida diariamente).

d- Sistema hepático: é avaliado com base no controlo do nível sérico de bilirrubina total.

e- Sistema neurológico: é avaliado através da estimativa da pontuação da escala de coma de Glasgow, para especificar o nível de consciência. No caso de o doente estar sedado, é preferível utilizar o valor da pontuação da GCS antes da sedação (Livingston, Mackenzie, MacKirdy, & Howie 2000).

g- Sistema hematológico: é avaliado com base na documentação da contagem de plaquetas.

Sistema de pontuação:

A pontuação SOFA é uma escala de likert que varia entre 0 e 4. Quanto maior a pontuação, pior a condição (Morsy, & Elfeky, Mohamed, 2013). Estas pontuações foram classificadas da seguinte forma:

1 - < 8 pontos = disfunção orgânica ligeira.

8 - < 16 pontos = disfunção orgânica moderada.

16 - 24 pontos = disfunção orgânica grave.

Validade e fiabilidade dos instrumentos

1. A lista de verificação do Programa de Avaliação do Desmame de BURNS (BWAP) foi investigada durante 5 anos e foi demonstrado que a sua aplicação resultou no desmame bem sucedido de 88% dos doentes ventilados mecanicamente. Além disso, a fiabilidade desta ferramenta foi confirmada pelo alfa de Crobach e foi de 85% (Yazdannik, Salmani, Irajpour, & Abbasi, 2012).
2. A folha de avaliação sequencial da falência de órgãos (pontuação SOFA) é um método válido, fiável e eficaz para descrever a disfunção/falha de órgãos em doentes em estado crítico, comprovado por muitos estudos. No que diz respeito a TaghizadehKarati, Asadzandi, Tadrisi, & Ebadi (2011), a taxa do coeficiente de correlação intra-classe (ICC) do núcleo da SOFA = 0,889 e o nível de pontuação Kappa (cooperação dos itens da ferramenta para medir o que será previsto) foi de 0,552 para o sistema nervoso, 0,634 para os sistemas respiratórios e mais de 0,8 para outros sistemas do corpo

humano.

Estudo-piloto

Foi realizado um estudo-piloto em cinco doentes ventilados mecanicamente na (UCI um) do Hospital Universitário do Cairo para testar a viabilidade, a objetividade e a aplicabilidade dos instrumentos de recolha de dados. A realização do estudo-piloto deu ao investigador experiência para lidar com os sujeitos incluídos e com os instrumentos de recolha de dados. Com base nos resultados do estudo-piloto, não foram efectuadas quaisquer alterações e, devido à diminuição da dimensão da amostra, os cinco doentes do estudo-piloto foram incluídos na amostra do estudo.

Proteção dos direitos humanos

Foi obtida uma autorização oficial para a realização do estudo junto do vice-reitor do ensino superior e investigação - Faculdade de Enfermagem e dos diretores da Unidade de Cuidados Intensivos dos hospitais universitários do Cairo. Os consentimentos escritos dos doentes (ou do familiar responsável em caso de inconsciência) para serem incluídos no estudo foram obtidos após explicação da natureza e do objetivo do estudo. Cada doente/familiar era livre de participar ou não no presente estudo e tinha o direito de se retirar do estudo em qualquer altura sem qualquer justificação. Além disso, os doentes/familiares foram informados de que os dados obtidos não serão incluídos em quaisquer outras investigações. A confidencialidade e o anonimato de cada sujeito foram assegurados através da codificação de todos os dados.

Procedimento

O presente estudo foi realizado em duas fases: a fase de conceção e a fase de implementação. No que respeita à fase de conceção, envolveu a construção e preparação de diferentes instrumentos de recolha de dados, a obtenção de acordos oficiais para a realização do estudo e, em seguida, terminou com a realização do estudo piloto. Após a obtenção da autorização oficial para prosseguir com o estudo proposto, a implementação efectiva foi iniciada com a obtenção de uma lista de doentes admitidos nos serviços de cuidados intensivos, ligados a ventiladores mecânicos e que preenchiam os critérios de inclusão. Em seguida, os doentes/familiares que concordaram em participar no estudo foram entrevistados individualmente pelo investigador para explicar a natureza e o objetivo do estudo.

Foram obtidos consentimentos escritos dos doentes/familiares e, em seguida, o investigador obteve as caraterísticas dos doentes e os dados demográficos e médicos utilizando o instrumento (1). Para calcular o IMC, o investigador mediu o comprimento ulnar (a distância entre o processo olecraniano do cotovelo e o processo estiloide do pulso) para estimar a altura do doente, comparando o comprimento ulnar com o da tabela do instrumento de rastreio universal da desnutrição (BAPEN, 2003).

O IMC foi estimado com base na especificação da circunferência média do braço (MUAC) no ponto médio entre o processo acromion do ombro e o processo olecranon do cotovelo. Se o MUAC for < 23,5 cm, é provável que o IMC seja < 20 kg/m^2 , o que indica falta de peso. No entanto, se o MUAC for > 32,0 cm, é provável que o IMC seja >30 kg/m2 , o que indica excesso de peso, e entre estes valores é provável que o IMC esteja dentro dos valores normais. Este instrumento requer cerca de 10 minutos para ser preenchido (BAPEN, 2003).

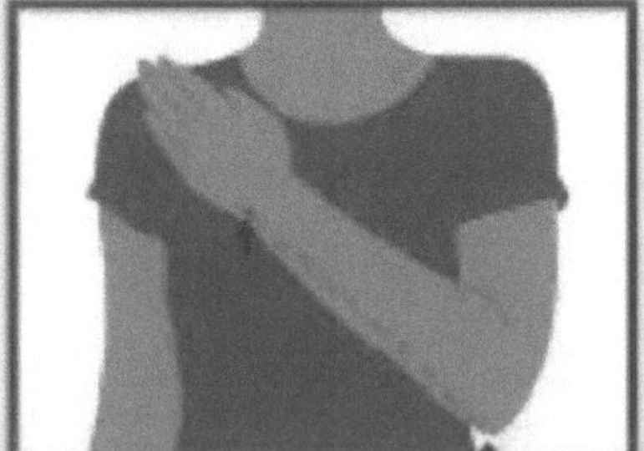

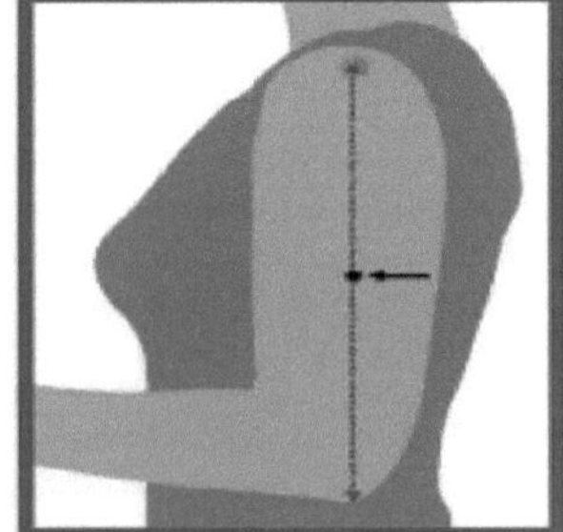

Figura (1): Medição do comprimento ulnarFigura (2): Medição do MUAC

As figuras (1 e 2) foram adoptadas do sítio http://www.gwh.nhs.uk/ recuperado em 11/5/2016

O investigador avaliou diariamente a estabilidade do doente ventilado mecanicamente e a sua prontidão para o desmame antes de iniciar o processo de desmame através da avaliação do estado hemodinâmico e do nível de consciência. Se o paciente estivesse sedado, a sedação deveria ser interrompida temporariamente para avaliar a prontidão do desmame. Em seguida, o investigador utilizou a lista de verificação do BURNS Wean Assessment Program (BWAP) (ferramenta 2) diariamente. Esta lista de verificação exigia 25-30 minutos para ser preenchida. O investigador utilizou o processo do doente para obter alguns dos dados necessários, especialmente os dados das 24 horas anteriores, tais como: o estado hemodinâmico (pulso e débito cardíaco), o hematócrito, os electrólitos séricos (Ca++, Mg+, & PO4), a albumina sérica, os gases sanguíneos arteriais (pH, & PaCO2).

O investigador utilizou a lista de verificação (BWAP) no turno do dia, numa base diária, após 72 horas de ventilação mecânica. O investigador respondeu às perguntas sobre o estado geral utilizando (pontuação 1 para respostas afirmativas e zero para respostas negativas ou não avaliadas), utilizando os dados das 24 horas anteriores. Em seguida, o investigador respondeu às perguntas sobre a avaliação respiratória com algumas instruções incluídas no instrumento, tais como (isto é avaliado fora do ventilador enquanto mede #20-23).

Em seguida, o investigador avaliou a ocorrência de disfunção orgânica utilizando o escore SOFA (ferramenta 3). Esta folha foi preenchida através de visitas repetidas a cada paciente incluído: na admissão e a cada 48 horas até a alta da UTI. A avaliação sistemática, que inclui o sistema respiratório, é avaliada principalmente com base na obtenção da relação entre a pressão arterial parcial de oxigénio (PaO2)/fração inspirada de oxigénio (FiO2), utilizando os seguintes passos (1) Obtenção do valor da PaO2 em mmHg, a partir dos registos ou dos gases do sangue arterial, (2) Conversão da percentagem de FIO2 em decimal: FIO2=FIO2 (%)/100%; (3) Cálculo da relação PaO2/FIO2, através da divisão do valor da PaO2 pela percentagem de FIO2.

Enquanto o investigador avaliava o sistema cardiovascular através do cálculo da pressão arterial média utilizando a equação de PAM= PAS + 2(PAD) / 3; e avaliando a dose de fármacos vasoactivos, especialmente a infusão de noradrenalina ou dopamina, o investigador converteu a dose dada de ml/hora para mcg/kg/min para avaliar o score cardiovascular com precisão utilizando as seguintes fórmulas de desgaste suave: O primeiro passo: $\frac{rate}{ml\ available} \times$ dose disponível = miligramas/hora.

Em seguida, após a determinação dos miligramas/hora, o investigador utilizou a fórmula seguinte para converter de miligramas/hora para mcg/kg/min.

O segundo passo: $\frac{mg}{60\ minutes}$ x 1000/kg = mcg/kg/min

Estas fórmulas de desgaste suave estão disponíveis em http://www.manuelsweb.com/DoseMcgKgMin.htm, consultado em 6/11/2015.

Em seguida, o investigador avaliou o sistema renal de acordo com o nível de creatinina sérica e também o sistema hepático com base no nível de bilirrubina sérica total, enquanto a avaliação neurológica foi efectuada de acordo com o valor da GCS e, por último, o investigador avaliou o sistema hematológico de acordo com a contagem de plaquetas. Após a soma da pontuação de cada sistema, o investigador pode classificar a pontuação SOFA de acordo com o sistema de pontuação mencionado anteriormente. Este instrumento demorou cerca de 15 minutos a ser preenchido.

Dados da análise estatística

Após a conclusão da recolha de dados, estes foram analisados com recurso ao programa SPSS versão 21 e, em seguida, tabulados. Foi utilizada uma análise estatística relevante para testar os dados obtidos. Foram efectuadas estatísticas descritivas e inferenciais, tais como a média e os desvios-padrão; a frequência; a percentagem; o teste do qui-quadrado; e a análise de variância (ANOVA).

Limitações do estudo

Os estudos egípcios realizados nesta área de investigação são limitados. Os doentes com critérios de inclusão e exclusão são menos comuns e há dificuldades em obter registos médicos documentados recentes e dados estatísticos nas unidades selecionadas, o que resulta numa amostra de pequena dimensão. Por conseguinte, não existiam estatísticas sobre a população da amostra com os mesmos critérios de inclusão e exclusão, o que resultou numa amostra intencional de 30 doentes com menos de seis meses que aceitaram participar no estudo.

CAPÍTULO IV

Resultados e análise de dados

O objetivo deste estudo é investigar a relação entre o IMC e resultados selecionados de doentes críticos ventilados mecanicamente num hospital universitário, conforme indicado pela duração da ventilação mecânica, duração do desmame, desenvolvimento de disfunção orgânica e taxa de mortalidade.

Para cumprir o objetivo deste estudo, foram formuladas as seguintes questões de investigação:

Q1: Qual é o perfil do índice de massa corporal dos doentes com ventilação mecânica admitidos em unidades de cuidados intensivos durante um período de seis meses?

P2: Qual é a relação entre o índice de massa corporal e a frequência da disfunção orgânica, a duração do internamento na UCI, o desmame da ventilação mecânica e a taxa de mortalidade entre os doentes adultos em estado crítico com ventilação mecânica?

Os resultados estatísticos do presente estudo são apresentados em quatro secções principais: a primeira secção descreve a amostra estudada no que diz respeito aos dados demográficos e médicos (figuras 3-5 e quadro 5); a segunda secção diz respeito à resposta à primeira pergunta de investigação (figura 6); a terceira secção diz respeito à resposta às segundas perguntas de investigação (figuras 7-8 e quadros 6-9) e, finalmente, a quarta secção diz respeito aos resultados adicionais (quadros 10-12).

Secção um: diz respeito à descrição da amostra estudada no que se refere aos dados demográficos e médicos.

Como mostra a figura (3), aproximadamente um quarto (26,7 %) da amostra estudada estava na faixa etária de 18-28 anos e (26,7 %) estava na faixa etária de 40-50 anos, com uma média de idade de : 39.766 ± 13.51.

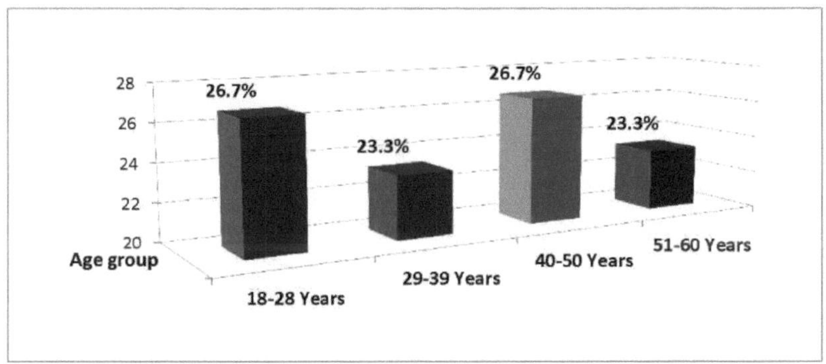

Figura (3): Distribuição percentual da amostra estudada em relação à faixa etária, (N=30).

Como se pode ver na Figura (4), mais de três quartos (77%) da amostra estudada era do sexo masculino.

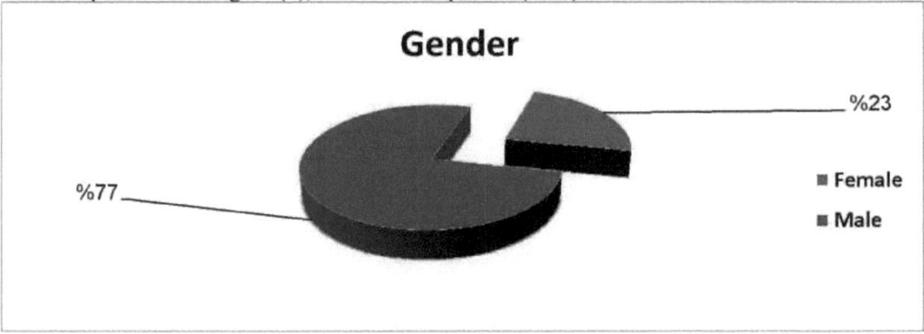

Figura (4): Distribuição percentual da amostra estudada em relação ao género, (N=30).

Como se pode ver na figura (5), mais de três quartos (76,7%) da amostra estudada tinha recebido o modo de ventilação contínua obrigatória (VMC).

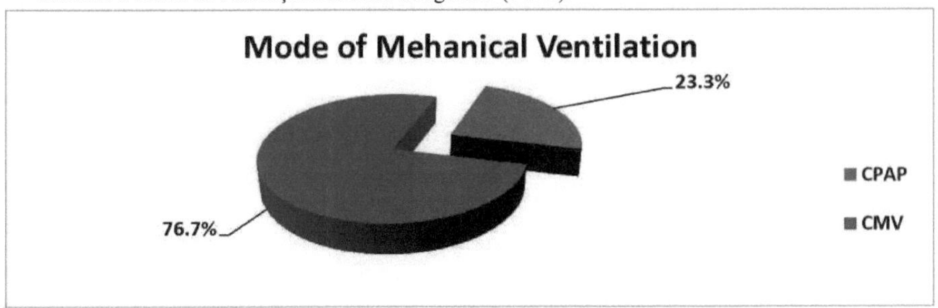

CPAP: Pressão Positiva Contínua nas Vias AéreasCMV : Ventilação Controlada Obrigatória

Figura (5): Distribuição percentual da amostra estudada em relação ao modo de ventilação mecânica, (N=30).

A Tabela 5 esclarece que mais de um quarto (26,7%) da amostra estudada deu entrada com emergências neurológicas (acidente de viação, perturbação do nível de consciência), e também mais de um quarto (26,7%) deu entrada com emergências cirúrgicas (rutura da veia renal, perfuração do duodeno, traumatismo abdominal,).

Tabela (5): Distribuição de Frequência da Amostra Estudada quanto ao Diagnóstico Médico, (N= 30).

Diagnóstico médico	N	%
Emergências cardiovasculares	3	10
Emergências respiratórias	4	13.3
Emergências neurológicas (RTA*/DCL**)	8	26.7
Emergências gastrointestinais	7	23.3
Emergências cirúrgicas	8	26.7
Total	30	100

*Acidente de viação

**Nível de consciência perturbado

Secção dois: visa responder à primeira questão de investigação que afirma Qual é o perfil do índice de massa corporal dos doentes com ventilação mecânica internados em unidades de cuidados intensivos durante um período de seis meses?

Como se pode ver na figura (6), dois terços (66,7%) da amostra estudada tinham um IMC dentro do normal.

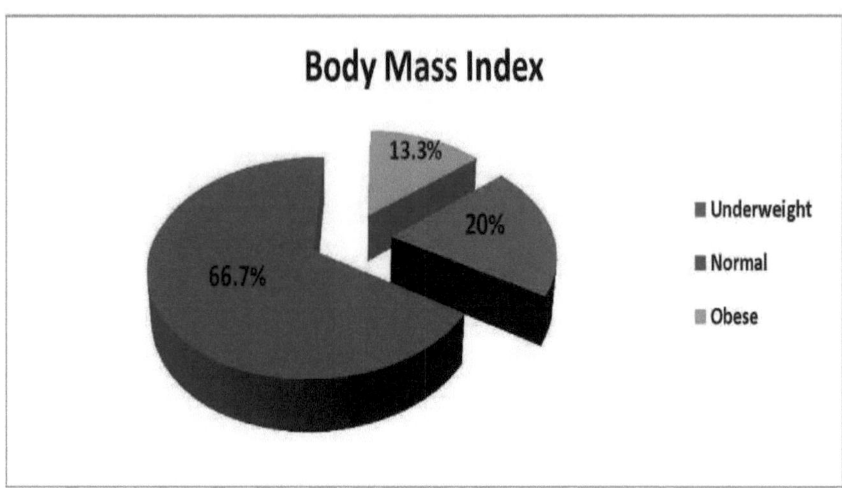

Figura (6): Distribuição percentual da amostra estudada em relação ao IMC, (N=30).

Secção três: procura responder à segunda pergunta de investigação que afirma Qual é a relação entre o índice de massa corporal e a frequência da disfunção orgânica, a duração do internamento na UCI, o desmame da ventilação mecânica e a taxa de mortalidade entre os doentes adultos em estado crítico com ventilação mecânica?

Como se pode ver na figura (7), dois terços (66,7%) da amostra estudada tiveram dificuldade em desmamar dos ventiladores mecânicos

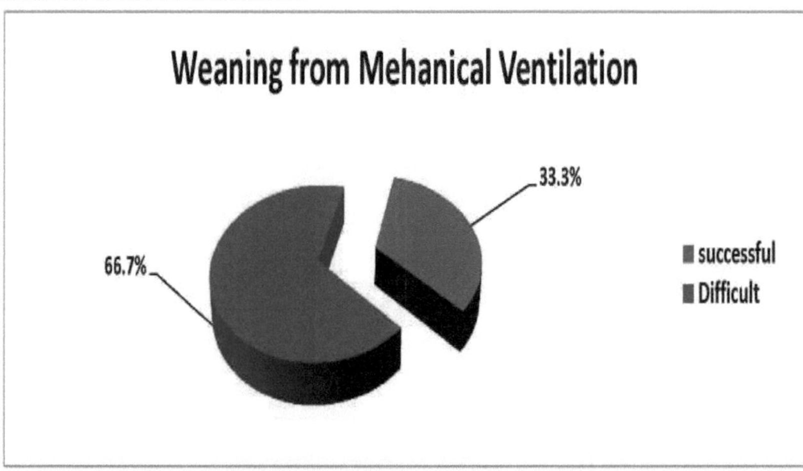

Figura (7): Distribuição percentual da amostra estudada em relação ao destino do desmame da ventilação mecânica, (N=30).

Como mostra a figura (8), 50% da amostra estudada permaneceu de 7 a 14 dias nas UTIs, com um tempo médio de permanência na UTI = 15,3 +11,653.

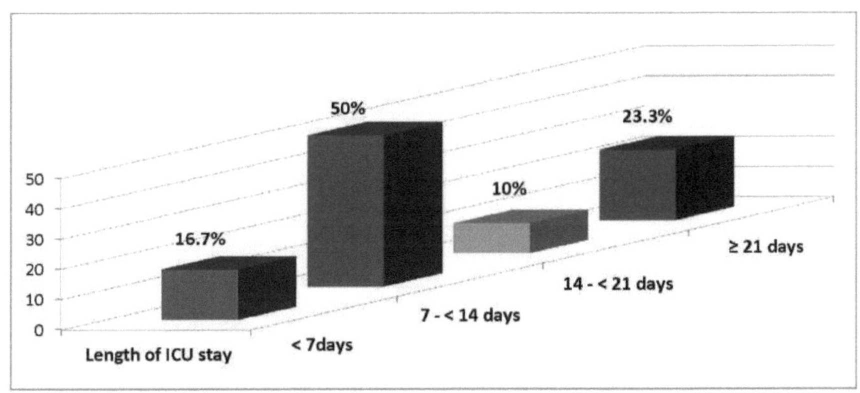

Figura (8): Distribuição percentual da amostra estudada em relação ao tempo de permanência na UTI, (N=30).

A Tabela 6 esclarece que não há relação estatística significativa entre as categorias de IMC e a UTI tempo de permanência entre a amostra estudada, (X= 11,31, valor de P < 0,79).

Tabela (6): Relação entre as Categorias de IMC e o Tempo de Permanência na UTI na Amostra Estudada, (N= 30).

IMC Duração do internamento na UCI	Categorias de IMC						Total		(X)	Valor P
	Baixo peso n= 6		Normal n= 20		Obeso n= 4		Não.	%		
	Não.	%	Não.	%	Não.	%				
1. < 7 dias	1	16.7	3	15	1	25	5	16.7	11.31	0,79 NS
2. 7 - < 14 dias	2	33.3	12	60	1	25	15	50		
3. 14 - < 21 dias	1	16.7	0	0	2	50	3	10		
4 .>/21	2	33.3	5	25	0	0	7	23.3		
Total	6	100	20	100	4	100	30	100		

NS: Sem relação estatística significativa

A Tabela 7 revela que dois terços (66,7%) da amostra estudada morreram durante a permanência na UTI. A percentagem mais elevada de mortes foi registada no grupo dos obesos, seguida do grupo com baixo peso, com percentagens de 75% e 66,7%, respetivamente. No entanto, não foi encontrada uma relação estatística significativa entre as categorias de IMC e a taxa de mortalidade, (X^2 = 0,15, valor de P < 0,928).

Tabela (7): Relação entre as Categorias de IMC e a Taxa de Mortalidade na Amostra Estudada, (N= 30).

IMC Mortalidade^x Taxa	Categorias de IMC						Total		(X)	Valor P
	Baixo peso n= 6		Normal n= 20		Obeso n= 4		Nã o.	%		
	Não.	%	Não.	%	Não.	%			0.15	0,928 NS
1. Morreu	4	66.7	13	65	3	75	20	66.7		
2. Sobreviveu	2	33.3	7	35	1	25	10	33.3		
Total	6	100	20	100	4	100	30	100		

NS: Sem relação estatística significativa.

A Tabela 8 esclarece que as percentagens mais elevadas de desmame difícil foram encontradas entre os pacientes com IMC normal, seguidos pelos pacientes com baixo peso, em percentagens de 43,3% e 13,3%, respetivamente. No entanto, não foram encontradas relações estatísticas significativas entre as categorias de IMC e os ensaios de desmame da ventilação mecânica na amostra estudada, ($x2$ = 0,15, valor de P < 0,928).

Tabela (8): Relação entre as Categorias de IMC e os Ensaios de Desmame da Ventilação Mecânica, (N= 30):

IMC Desmame\ dev . M.V	B	Categorias de IM					Total		(x2)	Valor P
	Baixo peso		Normal		Obeso		Não .	%		
	Não.	%	Não.	%	Não .	%				
1. Sucesso	2	6.7	7	23.3	1	3.3	10	33.3	0.15	0,928 NS
2. Difícil	4	13.3	13	43.3	3	10	20	66.7		
Total	6	20	20	66.7	4	13.3	30	100		

NS: Sem relação estatística significativa

A Tabela 9 esclarece que mais de três quartos (76,7%) da amostra estudada apresentaram disfunção orgânica leve. Não foi encontrada relação estatística significativa entre as categorias de IMC e a ocorrência de disfunção orgânica na amostra estudada, (x^2 = 2,54, valor de P < 0,637).

Tabela (9): Relação entre as Categorias de IMC e a Ocorrência de Disfunção Orgânica (N= 30).

\ IMC Grau de \ órgão\ disfunção	Categorias de IMC						Total		(x^2)	Valor P
	Baixo peso n= 6		Normal n= 20		Obeso n= 4					
	Não.	%	Não.	%	Não.	%	Não.	%		
1. Disfunção orgânica ligeira	6	100	14	70	3	75	23	76.7	2.54	0.637 NS
2. disfunção orgânica moderada	0	0	5	25	1	25	6	20		
3. disfunção orgânica grave	0	0	1	5	0	0	1	3.3		
Total	6	100	20	100	4	100	30	100		

NS: Sem relação estatística significativa

Secção 4: diz respeito aos resultados adicionais e correlacionais.
A Tabela 10 esclarece uma correlação estatística positiva significativa entre os dias de ventilação mecânica e o tempo de permanência na UTI (r/p = 0,836/0,000). Também existe uma correlação estatística negativa significativa entre a média das pontuações SOFA, a média das pontuações BWAP e a duração do internamento na UCI (r/p = -0,663/0,000 e -0,362/0,049), respetivamente. No entanto, não foram encontradas correlações estatísticas significativas entre a idade, os dias de ventilação mecânica, a média das pontuações SOFA, a média das pontuações BWAP e o tempo de permanência na UCI (r / p = -0,663/0,000 e -0,362/0,049), respetivamente. duração do internamento na UCI.

Tabela (10): Correlação entre Idade, Dias de Ventilação Mecânica, Média de Feridas SOFA, Média de Escores BWAP e Tempo de Permanência na UTI, (N= 30).

Variáveis		Idade	Dias de ventilação mecânica	Média SOFA	Média BWAP

Idade	r: P:				
Dias de ventilação mecânica	r : P :	0,193 0,306 NS			
Pontuação média do SOFA	r : P :	0.009 0,962 NS	-0,189 0,317 NS		
Pontuação média do BWAP	r : P :	0.207 0,272 NS	-0,115 0,544 NS	-0.663 0.000**	
Duração do internamento na UCI	r : P :	-0,013 0,947 NS	0.836 0.000**	-0.362 0.049**	0,062 0,745 NS

A correlação é significativa ao nível de 0,05

NS: Não significativo.

A Tabela 11 esclarece que não há diferença estatística significativa nos escores médios do BWAP, nos escores médios do SOFA e no tempo de permanência na UTI em relação às categorias de IMC (F/P = 0,631/0,540, 0,519/0,601, 0,087/0,917), respetivamente. Além disso, as pontuações médias mais elevadas do BWAP foram encontradas no grupo de baixo peso (X + SD = 11,53 + 2,93), indicando maior prontidão para o desmame da ventilação mecânica. As pontuações SOFA médias mais elevadas foram encontradas entre os doentes com IMC dentro do normal (X + DP = 6,64 + 3,95), indicando a sua suscetibilidade para disfunção de múltiplos órgãos. Por fim, o maior tempo médio de permanência na UTI foi encontrado no grupo com baixo peso (X + DP = 16 + 9,53).

Tabela (11): One Way ANOVA para comparação do escore médio de BURN, escore médio de SOFA e tempo médio de permanência na UTI em relação às categorias de IMC (N= 30):

IMC X+SD	Resultados para os doentes		
	Pontuações BWAP	Pontuações SOFA	Duração do internamento na UCI
	X+SD	X+SD	X+SD
1. Obeso	9.05 + 4.64	6.425 + 1.7	13 + 7.53
2. Normal	10.46 + 3.32	6.64 + 3.95	15.55 + 13.16
3. Insuficiência de peso	11.53 + 2.93	5 + 1.77	16 + 9.53
Total	10.49 + 3.39	6.28 + 3.39	15.3 + 11.65
Teste F.	0.631	0.519	0.087

Valor P.	0,540 NS	0,601 NS	0,917 NS

NS: Sem relação estatística significativa

A Tabela 12 revela que mais de dois terços (69,57%) da amostra estudada que estava no modo CMV e mais de metade (57,14%) que estava no modo CPAP morreram. Não foi encontrada uma relação estatística significativa entre o modo de ventilação mecânica e a taxa de mortalidade ($x2 = 0,373$, valor de $P < 0,429$).

Tabela (12): Relação entre as Categorias de IMC e a Taxa de Mortalidade na Amostra Estudada, (N= 30).

Modo de ventilação mecânica / Taxa de	Modo de ventilação mecânica				Total		($x2$)	Valor P
	CMV* n= 23		CPAP** n= 7					
	Não.	%	Não.	%	Não.	%		
1. Morreu	16	69.57	4	57.14	20	66.7	0.373	0,542 NS
2. Sobreviveu	7	30.43	3	42.86	10	33.3		
Total	23	100	7	100	30	100		

NS: Sem relação estatística significativa.
*CMV: Ventilação Controlada Obrigatória**CPAP : Pressão Positiva Contínua nas Vias Aéreas

CAPÍTULO 3

Discussão

O presente capítulo abrange a interpretação e a discussão dos resultados obtidos com o presente estudo. Estes são apresentados em três secções principais: A primeira secção centra-se na interpretação dos resultados relacionados com os dados demográficos e médicos da amostra estudada; a segunda centra-se na interpretação dos resultados relacionados com a resposta à primeira pergunta de investigação e a terceira centra-se na interpretação dos resultados relacionados com a resposta à segunda pergunta de investigação.

Secção I: Esta secção diz respeito à interpretação dos resultados relativos aos dados demográficos e médicos relacionados com a amostra do presente estudo.

O presente estudo delineou a predominância do sexo masculino, especialmente no grupo etário que reflecte a idade adulta jovem e média. Esta constatação está meramente de acordo com a de Elshimy, Shash, Seddik, (2015) que realizaram um estudo publicado intitulado "Effectiveness of adjunctive inhaled colistin in treatment of ventilator associated pneumonia" (Eficácia da colistina inalada adjuvante no tratamento da pneumonia associada à ventilação mecânica) e constataram que mais de três quartos da amostra estudada eram homens e adultos idosos. A predominância do sexo masculino nesta categoria etária (do ponto de vista do investigador) pode ser a razão do aumento da incidência de acidentes de viação (ATV) no Egito. Este facto é especialmente preocupante quando mais de um quarto da amostra estudada apresenta um nível de consciência perturbado em consequência de um ATV. A este respeito, a Agência Central Egípcia para a Mobilização Pública e Estatística informou que, durante o ano de 2013, se registaram 16381 acidentes de automóvel e de comboio no Egito.

Secção II: Esta secção diz respeito à interpretação dos dados relacionados com a resposta à primeira pergunta de investigação, que afirma Qual é o perfil do índice de massa corporal dos doentes em ventilação mecânica admitidos em unidades de cuidados intensivos durante um período de seis meses?

O presente estudo revelou que dois terços da amostra estudada tinham um IMC normal. Esta conclusão está de acordo com a de Anzuoto, et al, (2010) que estudou a "Influência do índice de massa corporal nos resultados dos doentes ventilados mecanicamente" e revelou que mais de um terço da amostra estudada tinha um IMC normal. Também Lee, Tefera, Colice, (2014) realizaram um estudo publicado sobre "The effect of obesity on outcomes in mechanically ventilated patients in a medical intensive care unit" (O efeito da obesidade nos resultados de doentes ventilados mecanicamente numa unidade de cuidados intensivos médicos) e descobriram que cerca de dois terços da amostra estudada não eram obesos. Em contrapartida, Sakr, et al, (2012) realizaram um estudo publicado sobre o efeito do excesso de peso ou da obesidade na diminuição da mortalidade entre os doentes em estado crítico e revelaram a presença de obesidade em mais de dois terços da amostra estudada.

Secção III: Esta secção diz respeito à interpretação dos dados relacionados com a resposta à segunda pergunta de investigação, que afirma Qual é a relação entre o índice de massa corporal e a frequência da disfunção orgânica, o tempo de permanência na UCI, o desmame da ventilação mecânica e a taxa de mortalidade entre os doentes adultos em estado crítico ventilados mecanicamente?

Relativamente ao IMC e à frequência das disfunções orgânicas:

O presente estudo não revelou relação estatística significativa entre o IMC e a ocorrência de disfunção orgânica na amostra estudada. Apesar de o IMC de dois terços da amostra estudada estar dentro da normalidade, não se pode negligenciar a minoria da amostra estudada que se encontrava

obesos. A este respeito, Druml, et al, (2010) encontraram uma relação significativa entre a obesidade e o desenvolvimento de lesão renal aguda (LRA), onde publicaram um estudo sobre "Impacto do IMC na incidência e prognóstico de LRA que requer terapia de substituição renal". Além disso, Ju, et al (2014) realizaram um estudo publicado em 468 doentes em estado crítico e revelaram que o IMC é um possível indicador de LRA. A ocorrência de LRA foi mais frequente em doentes com excesso de peso do que em doentes com baixo peso.

Do ponto de vista do investigador, quanto maior for o IMC, piores serão as funções do corpo. Os pacientes obesos correm um risco elevado de sofrer de aterosclerose, hipertensão e diabetes mellitus, o que leva a uma alteração do fornecimento de sangue aos tecidos, podendo assim afetar as funções dos órgãos. A este respeito, Porth & Matfin, (2009) referiram que a obesidade aumenta o risco de muitas doenças, como a hipertensão, a hiperlipidemia, a diabetes mellitus tipo II e a doença coronária.

No que respeita ao IMC e ao tempo de internamento na UCI

O presente estudo não revelou uma relação estatística significativa entre o índice de massa corporal (IMC) e o tempo de internamento na UCI na amostra estudada. Esta conclusão está em congruência com a de Anzuoto, et al, (2010) que não encontraram diferenças estatísticas significativas no tempo de internamento na UCI em relação às categorias de índice de massa corporal da amostra estudada. Em contrapartida, Shah, et al, (2013) realizaram um estudo sobre "o efeito do IMC no tempo de internamento na UCI" e revelaram que o IMC está relacionado linearmente com o tempo de internamento na UCI e no hospital, o que pode ser explicado por várias condições comórbidas associadas à obesidade.

Além disso, um estudo realizado por Lai, et al, (2013) sobre "O impacto da obesidade no resultado de doentes com estado asmático admitidos na unidade de cuidados intensivos" revelou que os doentes com um IMC mais elevado tinham um tempo de internamento mais longo na UCI, o que indica que o aumento do IMC pode ser um fator de prognóstico negativo entre esses doentes.

Do ponto de vista do investigador, o tempo de internamento na UCI pode ser influenciado por vários factores e não pelo IMC, nomeadamente a principal causa de admissão e a resposta dos doentes às intervenções médicas e de enfermagem. Assim, não é fácil encontrar uma relação entre o IMC e o tempo de internamento na UCI. Este ponto de vista está de acordo com o de Bohmer, et al, (2014), que estudaram os factores que influenciam o tempo de internamento na unidade de cuidados intensivos de doentes traumatizados sobreviventes e concluíram que as complicações do trauma e o curso da gestão da UCI podem aumentar o tempo de internamento na UCI, enquanto as estratégias preventivas das complicações do trauma tiveram um papel eficaz na diminuição do tempo de internamento na UCI.

Relativamente ao IMC e ao desmame da Ventilação Mecânica

O presente estudo delineou que dois terços da amostra estudada tiveram um desmame difícil dos ventiladores mecânicos. Este achado está de acordo com o de Jiang, et al, (2014) que realizaram um estudo sobre "Predicting weaning and extubation outcomes in long-term mechanically ventilated patients" e revelaram um desmame difícil na maioria da amostra estudada. Além disso, Perren, Brochard, (2013) realizaram um estudo publicado sobre "Managing the apparent and hidden difficulties of weaning from mechanical ventilation" (Gerir as dificuldades aparentes e ocultas do desmame da ventilação mecânica) e revelaram um desmame difícil do ventilador mecânico em mais de um terço da amostra estudada.

Além disso, Peñuelas, et al, (2011) realizaram um estudo sobre as caraterísticas e os resultados de pacientes ventilados de acordo com o tempo de desmame da ventilação mecânica e encontraram um desmame bem-sucedido da ventilação mecânica em mais de metade da amostra estudada. Consequentemente, o presente estudo não revelou uma relação estatística significativa entre o IMC e os ensaios de desmame da ventilação mecânica na amostra estudada. Esta conclusão está em congruência com a de Anzuoto, et al, (2010) que não encontraram diferenças na duração da ventilação mecânica ou na duração do desmame da ventilação mecânica em relação às categorias do índice de massa corporal.

Além disso, observou-se que as percentagens mais elevadas de desmame difícil (no presente estudo) foram encontradas entre os pacientes com IMC dentro do normal, seguidos pelos pacientes com baixo peso. Na mesma linha deste achado, Soh, et al, (2014) realizaram um estudo sobre "Predicting delayed ventilator weaning after lung transplantation: the role of BMI" e revelaram que o baixo IMC pode estar associado ao atraso no desmame do ventilador. Na tentativa de explicar as causas do atraso no desmame da ventilação mecânica, Black & Hawks, (2009) indicaram que a primeira tentativa de desmame pode falhar devido a muitas causas, tais como: diminuição da força muscular causada pela desnutrição em proteínas e hidratos de carbono, processos de doença subjacentes e incapacidade dos músculos respiratórios para sustentar os esforços respiratórios em resultado do desuso após ventilação controlada obrigatória prolongada.

No que respeita ao IMC e à taxa de mortalidade:

O presente estudo revelou que dois terços da amostra estudada morreram durante a sua estadia na UCI. Este achado, do ponto de vista do investigador, pode dever-se ao facto de mais de um quarto da amostra estudada ter sido admitida como resultado de uma lesão pós-traumática. A este respeito, o Instituto Nacional de Traumatologia dos Estados Unidos (2013) revelou que o traumatismo é considerado a primeira causa de morte para os adultos jovens e médios.

Na mesma linha, a Organização Mundial da Saúde (OMS, 2015) indicou que as lesões causadas pelo tráfego rodoviário são consideradas a principal causa de morte entre os jovens, com idades entre 15 e 29 anos, em todo o mundo anualmente. O presente estudo não revelou uma relação estatística significativa entre o IMC e a taxa de mortalidade. Este achado está em concordância com o de Lim, et al (2010), que realizaram um estudo sobre o IMC como fator de prognóstico em cuidados intensivos. Não encontraram uma relação estatística significativa entre o IMC e a mortalidade na UCI, enquanto a mortalidade na UCI foi mais fortemente influenciada pela gravidade da doença e pela falha na extubação do que pelo IMC.

Além disso, Shah, et al, (2013) efectuaram um estudo publicado intitulado "Increasing BMI correlates with ICU and hospital length of stay but not mortality" (O aumento do IMC correlaciona-se com o tempo de internamento na UCI e no hospital, mas não com a mortalidade) e não encontraram uma correlação estatística entre o aumento do IMC e a mortalidade na UCI. Além disso, Pickkers, et al, (2013) efectuaram um estudo publicado intitulado "Body mass index is associated with hospital mortality in critically ill patients: an observational cohort" (O índice de massa corporal está associado à mortalidade hospitalar em doentes em estado crítico: uma coorte observacional) e descobriram uma relação inversa entre o IMC e a taxa de mortalidade hospitalar em doentes em estado crítico. Além disso, Sakr, et al, (2012) realizaram um estudo publicado sobre o efeito do excesso de peso ou da obesidade na diminuição da mortalidade entre os doentes em estado crítico e revelaram que os doentes obesos apresentavam um risco de morte na UCI.

No que diz respeito à relação entre a taxa de mortalidade e os modos de ventilação mecânica, o presente estudo revelou que a maior frequência de morte foi encontrada entre os doentes que estavam em modo de ventilação controlada obrigatória (CMV). Do ponto de vista do investigador, este facto pode ser atribuído à dependência dos doentes em relação à ventilação mecânica e à dificuldade de desmame. A este respeito, Shorofsky, et al (2014) realizaram um estudo sobre "Mechanical ventilation with high tidal volume and

associated mortality in the cardiac intensive care unit" e encontrou um aumento da taxa de mortalidade entre os pacientes ventilados mecanicamente com volumes correntes elevados.

Finalmente, o presente estudo não esclareceu nenhuma relação estatística significativa entre o IMC, a pontuação média BWAP, a pontuação média SOFA e o valor do tempo de permanência na UTI. Estes resultados estão de acordo com os de Anzuoto, et al, (2010) que não encontraram diferenças nos resultados dos doentes ventilados mecanicamente (duração do desmame da ventilação mecânica, tempo de permanência no hospital, tempo de permanência na UCI e taxas de mortalidade na UCI e no hospital) com base nas categorias de IMC. Inesperadamente, Lee, Tefera, Colice, (2014) descobriram que os pacientes obesos ventilados mecanicamente não tiveram piores resultados do que os não obesos, sem diferenças nos seus resultados.

Para concluir, o enfermeiro da UCI tem um papel importante na prestação de cuidados de enfermagem óptimos a doentes críticos ventilados mecanicamente. Como membro da equipa multidisciplinar, o enfermeiro pode desempenhar um papel importante no processo de cuidados nutricionais que começa com a avaliação do estado nutricional dos doentes em estado crítico e termina com a avaliação dos resultados dos doentes. O IMC, como um dos parâmetros de avaliação nutricional (medida antropométrica), desempenha um papel importante na categorização e monitorização da evolução dos doentes. No entanto, o presente estudo não revelou qualquer relação significativa entre o IMC e o desmame da ventilação mecânica, o tempo de permanência na UCI, a ocorrência de disfunção orgânica e a taxa de mortalidade.

Resumo, conclusões e recomendações

Resumo

Os doentes ventilados mecanicamente têm necessidades especiais que devem ser satisfeitas através de cuidados de enfermagem especiais e profissionais, pelo que a avaliação dos seus resultados é muito importante, particularmente de acordo com o índice de massa corporal (IMC). No entanto, existem poucos dados sobre o impacto do IMC nos resultados dos doentes ventilados mecanicamente.

Por conseguinte, a avaliação nutricional é muito essencial para os doentes ventilados mecanicamente, o que pode ajudar o enfermeiro responsável pelos cuidados intensivos a conhecer as necessidades nutricionais desses doentes. Por outro lado, o IMC pode ser um dos métodos objectivos que permite ao enfermeiro da UCI avaliar a evolução nutricional dos doentes da UCI. O enfermeiro deve estar qualificado com conhecimentos e práticas actualizados para poder prestar os cuidados adequados a este doente. O estado do doente e a sua história clínica podem desempenhar um papel eficaz no seu prognóstico ou nos seus resultados. Por conseguinte, este estudo teve como objetivo investigar a relação entre o IMC e resultados selecionados de doentes críticos ventilados mecanicamente num hospital universitário do Cairo. Para cumprir o objetivo deste estudo, foram formuladas as seguintes questões de investigação:

Q1: Qual é o perfil do índice de massa corporal dos doentes com ventilação mecânica admitidos em unidades de cuidados intensivos durante um período de seis meses?

P2: Qual é a relação entre o índice de massa corporal e a frequência da disfunção orgânica, a duração do internamento na UCI, o desmame da ventilação mecânica e a taxa de mortalidade entre os doentes adultos em estado crítico com ventilação mecânica?

No presente estudo foi utilizado um desenho de investigação descritivo e correlacional. Foi incluída uma amostra intencional composta por 30 pacientes adultos do sexo masculino e feminino internados na UTI e conectados a ventiladores mecânicos por pelo menos 72 horas. O estudo foi realizado em diferentes unidades de terapia intensiva afiliadas a um hospital universitário - província do Cairo, Egito, de março de 2014 a setembro de 2014.

Foram utilizados os seguintes instrumentos para recolher dados pertinentes para o presente estudo:

1- Ficha de dados demográficos e médicos.
2- Lista de controlo do Programa de Avaliação do Desmame de BURNS (BWAP).
3- Folha de avaliação sequencial da falência de órgãos (pontuação SOFA).

O presente estudo foi realizado em duas fases: a fase de conceção e a fase de implementação. Para a análise dos dados, foi utilizado o pacote estatístico para as ciências sociais (SPSS versão 21.0). Foram utilizados a frequência, a percentagem, a média, o desvio padrão, o teste do qui-quadrado e o teste ANOVA.

As principais conclusões do presente estudo são as seguintes:

<u>No que respeita aos resultados dos dados demográficos e médicos:</u>

- A maioria da amostra estudada (77%) era do sexo masculino.
- Mais de um quarto (26,7 %) da amostra estudada encontrava-se no grupo etário dos 18-28 anos e (26,7 %) no grupo etário dos 40-50 anos, com uma média de: 39.766 ± 13.51.
- Mais de três quartos (76,7 %) da amostra estudada tinham recebido ventilação contínua obrigatória.
- Dois terços (66,7 %) da amostra estudada tiveram dificuldades no desmame dos ventiladores mecânicos.
- 50 % da amostra estudada permaneceu de 7 a 14 dias nas UTIs.
- Dois terços da amostra estudada morreram durante a sua estadia na UCI.
- Mais de um quarto (26,7%) da amostra estudada deu entrada com emergências neurológicas (ATR, DCL), e também mais de um quarto (26,7%) deu entrada com emergências cirúrgicas (rutura da veia renal, perfuração do duodeno, traumatismo abdominal..........................).

<u>No que respeita à resposta às questões de investigação:</u>

Relativamente à primeira questão de investigação:

- Dois terços (66,7%) da amostra estudada tinham um IMC dentro do normal.

Relativamente à segunda questão de investigação:

- Não foi encontrada relação estatística significativa entre o IMC e o tempo de internação na UTI ($x2$ = 11,31, valor de P < 0,79).
- A percentagem mais elevada de morte foi encontrada entre os doentes obesos, seguida dos doentes com baixo peso, com uma percentagem de 75% e 66,7%, respetivamente.
- Não foi encontrada relação estatística significativa entre as categorias de IMC e a taxa de mortalidade ($x2$ = 0,15, valor de P < 0,928).

- As percentagens mais elevadas de desgaste por desmame difícil foram encontradas entre os doentes com IMC normal, seguidos pelos doentes com baixo peso, com percentagens de 43,3% e 13,3%, respetivamente.
- Não foram encontradas relações estatísticas significativas entre as categorias de IMC e os ensaios de desmame da ventilação mecânica (x^2 = 0,15, valor de P < 0,928).
- Mais de três quartos da amostra estudada (76,7%) apresentava uma disfunção orgânica ligeira.
- Não foi encontrada relação estatística significativa entre as categorias de IMC e a ocorrência de disfunção orgânica (X = 2,54, valor de P < 0,637).
- Foi encontrada uma correlação estatística positiva significativa entre os dias de ventilação mecânica e a duração do internamento na UCI (r/p = 0,836/0,000)
- Foi encontrada uma correlação estatística negativa significativa entre as pontuações SOFA médias, as pontuações BWAP médias e a duração do internamento na UCI (r / P = -0,663/0,000, -0,362/0,049), respetivamente.
- Não foram encontradas correlações estatísticas significativas entre as idades, os dias de ventilação mecânica, a média das pontuações SOFA, a média da pontuação BWAP e o tempo de permanência na UTI.
- Não houve diferença estatística significativa entre as categorias de IMC, a pontuação média BWAP, a pontuação média SOFA e o valor do tempo de permanência na UTI, (F/P = 0,631/0,540, 0,519/0,601, 0,087/0,917) respetivamente.
- As pontuações médias mais elevadas do BWAP foram encontradas nos doentes com baixo peso (X + DP= 11,53 + 2,93), o que indica uma maior prontidão para o desmame.
- As pontuações médias mais elevadas do SOFA foram encontradas em doentes com IMC normal em comparação com outras categorias de IMC (X + DP = 6,64 + 3,95), o que indica a sua suscetibilidade à disfunção orgânica.
- O maior tempo médio de permanência na UCI foi encontrado entre os doentes com baixo peso em comparação com outras categorias de IMC (X +SD= 16 + 9,53).
- Mais de dois terços (69,57%) da amostra estudada que estava no modo CMV e mais de metade (57,14%) que estava no modo CPAP morreram. Não foi encontrada relação estatística significativa entre o modo de ventilação mecânica e a taxa de mortalidade, (x^2 = 0,373, valor de P < 0,429).

Conclusão

Com base nos resultados do presente estudo, pode concluir-se que, apesar da importância do IMC como indicador do estado nutricional, o presente estudo não revelou qualquer relação estatística significativa entre o IMC e os resultados de doentes ventilados mecanicamente selecionados (desmame da VM, duração do internamento na UCI, ocorrência de falência de órgãos, taxa de mortalidade). Além disso, o presente estudo revelou que, quanto mais elevadas as pontuações de disfunção orgânica (pontuações SOFA), menores as possibilidades de desmame da ventilação mecânica. As percentagens mais elevadas de morte foram encontradas em doentes com idades compreendidas entre os 40 e os 60 anos, do sexo masculino, com IMC normal, em modo CMV e admitidos com emergências cirúrgicas, neurológicas e cardiovasculares. Inesperadamente, o maior tempo médio de permanência na UTI foi encontrado entre os pacientes com baixo peso.

Recomendações

Com base nas conclusões do presente estudo, recomenda-se o seguinte:

Recomendações relativas aos doentes:

- O estado nutricional dos doentes em estado crítico com ventilação mecânica deve ser tido em conta na sua gestão.
- Deve ser efectuada uma avaliação nutricional meticulosa de todos os doentes em estado crítico, especialmente dos que são ventilados mecanicamente, para permitir a monitorização da sua evolução e dos seus resultados.
- Desenvolvimento de uma ferramenta de avaliação abrangente que facilite a inspeção e a deteção precoce de problemas/complicações em doentes ventilados mecanicamente.
- O sistema de documentação dos doentes deve incluir os dados de avaliação nutricional dos doentes, tais como as medidas antropométricas (altura, peso) para facilitar o cálculo do IMC.

Recomendações para futuras investigações:

- Recomenda-se a repetição do estudo com uma amostra probabilística maior, selecionada em diferentes áreas geográficas do Egito, para obter dados mais generalizáveis.
- Estudar a relação entre o IMC e o desenvolvimento de disfunção orgânica em doentes em estado crítico.

Referências

Acharya, S. P., Pradhan, B., & Marhatta, M. N. (2006). Application of" the Sequential Organ Failure Assessment (SOFA) score" in predicting outcome in ICU patients with SIRS. Kathmandu University medical journal (KUMJ), 5(4), 475-483.

Alhajhusain, A., Ali, A. W., Najmuddin, A., Hussain, K., Aqeel, M., & El-Solh, A. A. (2014). Momento da traqueotomia em pacientes com obesidade mórbida gravemente enfermos ventilados mecanicamente. Critical care research and practice, 2014. Disponível em http://dx.doi.org/10.1155/2014/840638 Recuperado em 18/4/2016.

Anzueto, A., Frutos-Vivar, F., Esteban, A., Bensalami, N., Marks, D., Raymondos, K., ... & Tomicic, V. (2010). Influência do índice de massa corporal no resultado dos pacientes ventilados mecanicamente. Thorax.

Baldonado, A., Mugler, A. N., Garland, A., Sherck, J., Chin, D. E., Ely, R., & Barrett-Sheridan, S. (2011). Estratégia de prática baseada em evidências: aumentando a nutrição oportuna em pacientes cirúrgicos de trauma ventilados mecanicamente. Dimensions of Critical Care Nursing, 30(6), 346-355. Disponível em http://journals.lww.com. Recuperado em 6/6/2013.

BAPEN (2003). Malnutrition Universal Screening Tool (Ferramenta Universal de Rastreio da Malnutrição). Disponível em http://www.bapen.org.uk. Recuperado em 6/5/2016.

Blackwood, B., Alderdice, F., Burns, K., Cardwell, C., Lavery, G., & O'Halloran, P. (2011). Utilização de protocolos de desmame para reduzir a duração da ventilação mecânica em doentes adultos em estado crítico: Cochrane systematic review and meta-analysis. Bmj, 342, c7237.

Black J. M., Hawks, J. H., (2009): Medical Surgical Nursing, (8th ed), USA, Mosby/ Elsevier Inc, P.1646-1649

Bohmer, A. B., Just, K. S., Lefering, R,. Paffrath, T., Bouillon. B., Joppich, R., ... & Gerbershagen, M. U., (2014). Fatores que influenciam o tempo de permanência na unidade de terapia intensiva para pacientes com trauma sobrevivente: uma análise retrospetiva de 30.157 casos. Critical Care, 18, R143. Disponível em http://www.ncbi.nlm.nih.gov. Recuperado em 4/6/2016.

Casserly B, Rounds S, (2010): Essentials in Critical Care Medicine. Andreoli and Carpenter's Cecil Essentials of Medicine, (8th ed). Elsevier Inc. P.261

Chulay M, Burns S, (2010): AACN Essential of Critical Care Nursing (2nd ed).Estados Unidos da América, McGraw-Hill. P.19-20.

Delores C.S., James, (2013): Medidas Antropométricas. Disponível em http://www.diet.com, Recuperado em 24/6/2013.

Druml, W., Metnitz, B., Schaden, E., Bauer, P., & Metnitz, P. G. (2010). Impacto da massa corporal na incidência e prognóstico da lesão renal aguda que requer terapia de substituição renal. Intensive care medicine, 36(7), 1221-1228. Disponível em http://link.springer.com/ Recuperado em 25/6/2015.

Grossbach, I., Chlan, L., & Tracy, M. F. (2011). Visão geral do suporte ventilatório mecânico e gerenciamento das respostas relacionadas ao paciente e ao ventilador. Critical care nurse, 31(3), 30-44.

Gulanick M., Myers J., (2011): Planos de Cuidados de Enfermagem: Diagnosis, Interventions, and Outcomes, (7th ed), Mosby, Inc, uma afiliada da Elsevier Inc. EUA, P. 418.

Hamdy O., Smith R., (2010): Obesity (Obesidade). Andreoli and Carpenter's Cecil Essentials of Medicine, (8th ed). Elsevier Inc. P.630.

Hess D. R., Kacmarek R. M., (2014): Fundamentos da Ventilação Mecânica, (3rd ed), McGraw-Hill

Educação. P.7-8.

Hoffmann, M., Lefering, R., Gruber-Rathmann, M., Rueger, J. M., Lehmann, W., & Registo de Trauma da Sociedade Alemã de Cirurgia de Trauma. (2012). The impact of BMI on polytrauma outcome injury, 43(2), 184-188. Disponível em http://www.sciencedirect.com. Recuperado em 25/6/2015.

Jiang, J. R., Yen, S. Y., Chien, J. Y., Liu, H. C., Wu, Y. L., & Chen, C. H. (2014). Previsão de resultados de desmame e extubação em pacientes ventilados mecanicamente a longo prazo usando os escores modificados do Programa de Avaliação de Desmame de Burns. Respirologia, 19(4), 576-582.

Ju, S. M., Kim, W. C., Lee, S. J., Jeong, Y. Y., & Hwang, Y. S. (2014). Apresentação de artigo livre: OS- 105; Índice de massa corporal como preditor de lesão renal aguda em pacientes criticamente enfermos, 118, 92-92.

Kitahara, et al, (2014): Association between Class III Obesity (BMI of 40-59 kg/m^2) and Mortality: A Pooled Analysis of 20 Prospective Studies, PLoS Med 11(7): e1001673.

Kumar P., Clark M., (2009): Clinical Medicine, (7th ed), Elsevier Inc, Espanha, P.890.

Lai, J. Y. K., Nguyen, H., Rhee, J. H., Teerapuncharoen, K., Pomerantz, S., Braitman, L., ... & Eiger, G. (2013). O impacto da obesidade no resultado de pacientes com status asmático admitidos na unidade de terapia intensiva. Em A46. Resultados da UTI (pp. A1592-A1592). American Thoracic Society. Disponível em http://www.atsjournals.org. Recuperado em 26/7/2015.

Lee, C. K., Tefera, E., & Colice, G. (2014). O efeito da obesidade nos resultados em pacientes ventilados mecanicamente em uma unidade de terapia intensiva médica. Respiration, 87(3), 219-226.

Lim, S. Y., Kim, S. I., Ryu, Y. J., Lee, J. H., Chun, E. M., & Chang, J. H. (2010). O índice de massa corporal como fator prognóstico de cuidados críticos. The Korean journal of internal medicine, 25(2), 162-167.

Livingston, B. M., Mackenzie, S. J., MacKirdy, F. N., & Howie, J. C. (2000). Deverá ser utilizado o valor da Escala de Coma de Glasgow na pré-sedação para o cálculo das pontuações da Avaliação da Fisiologia Aguda e da Saúde Crónica em doentes sedados? Critical care medicine, 28(2), 389-394.

RELAÇÃO ENTRE O ÍNDICE DE MASSA CORPORAL E RESULTADOS DE PACIENTES SELECIONADOS Marino P. L., (2014): O Livro da UTI (4th ed). Wolter Kluwer Health. EUA, P.541.

Morsy, W. Y., Elfeky, H. A., Mohamed, F. A., (2013). Fatores que predispõem à disfunção de órgão (s) entre pacientes adultos criticamente doentes em um hospital universitário selecionado no Egito. Avanços em Ciências da Vida e Tecnologia, (12), 22-32.

Morton, P. G., Fortaine, D. K., (2013). Critical Care Nursing, (10th ed), China, Wolters Kluwer Health / Lippincott Williams & Wilkins, P.534-541.

Navina, S., Acharya, C., DeLany, J. P., Orlichenko, L. S., Baty, C. J., Shiva, S. S., ... & Furlan, A. (2011). A lipotoxicidade causa falência de órgãos multissistémicos e exacerba a pancreatite aguda na obesidade. Science translational medicine, 3(107), 107ra110-107ra110. Disponível em http://stm.sciencemag.org/. Recuperado em 25/6/2015.

Nicol, M., Bavin, C., Cronin, P., Rawlings-Anderson, K., Cole, E., Hunter, J., (2012), Essential Nursing Skills, (4th ed), China. Elsevier Saunders. P. 48.

Peñuelas, O., Frutos-Vivar, F., Fernández, C., Anzueto, A., Epstein, S. K., Apezteguía, C., ... & Desmery, P. (2011). Caraterísticas e resultados de pacientes ventilados de acordo com o tempo de liberação da ventilação mecânica. American journal of respiratory and critical care medicine, 184(4), 430-437.

Perren, A., & Brochard, L. (2013). Gerenciando as dificuldades aparentes e ocultas do desmame da ventilação mecânica. Intensive care medicine, 39(11), 1885-1895.

Pickkers, P., de Keizer, N., Dusseljee, J., Weerheijm, D., van der Hoeven, J. G., & Peek, N. (2013). O índice de massa corporal está associado à mortalidade hospitalar em pacientes criticamente enfermos: um estudo de coorte observacional. Critical care medicine, 41(8), 1878-1883.

Potter, P., Perry, A., (2013), Fundamentals of Nursing (8th ed), Mosby Inc, Índia. P. 218-219, 228.

Rao Z, Wu X, Wang M, (2012): Comparação entre o Gasto Energético de Repouso Medido e Previsto em Pacientes com Ventilação Mecânica. Asia Pac J Clin Nutr.3.P338.

Sakr, Y., Elia, C., Mascia, L., Barberis, B., Cardellino, S., Livigni, S & Ranieri, V. M. (2012). O excesso de peso ou obesidade está associado à diminuição da mortalidade em pacientes criticamente enfermos: uma análise retrospetiva de uma grande coorte multicêntrica regional italiana. Revista

Shah, C., Hanna, S., Rohs, T., & Wilt, J. (2013). 652: O aumento do IMC (Índice de Massa Corporal) está correlacionado com o tempo de permanência na UTI e no hospital, mas não com a mortalidade.Critical Care Medicine, 41(12), A159- A160.

Serrano, P. E., Khuder, S. A., & Fath, J. J. (2010). Obesity as a risk fator for nosocomial infections in trauma patients. Journal of the American College of Surgeons, 211(1), 61-67.

Shorofsky, M., Jayaraman, D., Lellouche, F., Husa, R., & Lipes, J. (2014). Ventilação mecânica com alto volume corrente e mortalidade associada na unidade de terapia intensiva cardíaca. Acute cardiac care, 16(1), 9-14.
Smeltzers, S. C., Bare B. G., Hinkle J. L., Cheever K. H., (2010): Textbook of Medical-Surgical Nursing, (12th ed), Wolter Kluwer Health/Lippincott Williams & Wilkins, China. P. 656.
Soh, S., Park, J. H., Kim, J. M., Lee, M. J., Koh, S. O., Paik, H. C., ... & Na, S. (2014). Previsão de desmame tardio do ventilador após transplante de pulmão: O papel do índice de massa corporal. Jornal Coreano de Medicina de Cuidados Críticos, 29(4), 273-280.
Sole M.L, Klein D.G, Moseley M.J, (2012): Introdução à Enfermagem em Cuidados Críticos, (6th ed), Elsevier Saunders, China. P. 81-83.
TaghizadehKarati, K., Asadzandi, M., Tadrisi, S. D., & Ebadi, A. (2011). Efeito da oração na gravidade da doença dos pacientes em unidades de terapia intensiva. Journal of Critical Care Nursing, 4(1), 1-6.
RELAÇÃO ENTRE O ÍNDICE DE MASSA CORPORAL E OS RESULTADOS DE DOENTES SELECCIONADOS
Timby B. K., Smith N. E., (2010): Introductory Medical-Surgical Nursing, (10th ed), Wolter Kluwer Health/Lippincott Williams & Wilkins, China. P. 261.
Urden, L. D., Stacy, K. M., Lough, M. E. (2012). Enfermagem em Cuidados Críticos, (6th ed), EUA, Mosby/ Elsevier Inc, P. 326.
Westerly, B. D., & Dabbagh, O. (2011). Morbidity and mortality characteristics of morbidly obese patients admitted to hospital and intensive care units.Journal of critical care, 26(2), 180-185.
Yazdannik, A., Salmani, F., Irajpour, A., & Abbasi, S. (2012). Aplicação do programa de avaliação do desmame de Burn sobre a duração da ventilação mecânica em pacientes internados em unidades de terapia intensiva: Um ensaio clínico. Iranian journal of nursing and midwifery research, 17(7), 520.
You, J. W., Lee, S. J., Kim, Y. E., Cho, Y. J., Jeong, Y. Y., Kim, H. C., ... & Hwang, Y. S. (2013). Associação entre mudança de peso e resultados clínicos em pacientes criticamente enfermos. Journal of critical care, 28(6), 923-927.
http://www.gwh.nhs.uk/ recuperado em 11/5/2016

Apêndice A

Ficha de dados demográficos e médicos

Número de código:

1-Idade:

2-Género: 1- Masculino ☐ 2- Feminino ☐

3- Data de admissão:

4-Avaliação nutricional:

-Altura: (..................) cmComprimento umbilical : (..)cm

- Perímetro médio do braço (MUAC): (..........................)cm

- IMC: 1- Abaixo do peso (< 18,5 kg/m $)^2$ ☐ 2- Dentro do normal (18,5-24,9 kg/m $)^2$ ☐
3- Obeso (25< kg/m2) ☐

5- Diagnóstico médico:

6- Principal motivo de admissão:

7-Doenças comórbidas: 1- DM ☐ 2- HTN ☐ 3- CVS ☐
4- IHD ☐ 5- RF 6-COPD ☐ ☐
7- Outros:

8- Data de ligação ao ventilador mecânico:

9- Data de desativação do ventilador mecânico:

10- Modo de ventilação mecânica :

1- CMV ☐ 2- SIMV ☐ 3- CPAP ☐

11-Parâmetros do ventilador mecânico:

VT	mg/kg	**PEEP**	cm H2O	**PS**	cm H2O
RR (F)	b/min	**Rácio I:E**		**PNI**	cm H2O
FiO2	%	**VM**	L/min	**PEP**	cm H2O

12- Desmame do ventilador mecânico: Sucesso ☐ Difícil: ☐

13- Data de alta:

14- Tempo de permanência na UTI: 1- < 7 dias ☐ **2-** 7- <14 dias ☐
3- 14- < 21 dias ☐ **4-** > 21 dias ☐

Apêndice B

Lista de pintos do Programa de Avaliação do Desmame de Burns (BWAP) Burns (1990).

Número de código: Data da pontuação:

N.º 1 Item	Sim	Não	Não avaliado
I. Avaliação geral:			

1	Hemodinamicamente estável (frequência de pulso, débito cardíaco)?			
2	Sem factores que aumentem ou diminuam a taxa metabólica (convulsões, temperatura, sepsia, bacteremia, hipo/hipertiroidismo)?			
3	Hematócrito > 25% (ou valor de referência)?			
4	Hidratação sistémica (peso igual ou próximo do valor de referência, ingestão e débito equilibrados)?			
5	Nutrido (albumina >2,5, alimentação parentérica/entérica maximizada)? **Se a albumina for baixa e houver anasarca ou espaçamento entre terços, a pontuação para hidratação deve ser *não**			
6	Os electrólitos estão dentro dos limites normais (incluindo Ca++, Mg+, PO4)?			
7	A dor está controlada (determinação subjectiva)?			
8	Dormir/descansar adequadamente (determinação subjectiva)?			
9	Nível adequado de ansiedade e nervosismo (determinação subjectiva)?			
10	Ausência de problemas intestinais (diarreia, obstipação, ileus)?			

11	Melhoria da força/resistência geral do corpo (ou seja, sair da cama para uma cadeira, programa de atividade progressiva)?			
12	A radiografia do tórax está a melhorar?			
II. Avaliação respiratória:				
Fluxo de gás e trabalho de respiração:				
13	Frequência e padrão respiratórios eupneicos (FR espontânea < 25/min, sem dispneia, ausência de uso de músculos acessórios)? *Isto é avaliado sem o ventilador enquanto se medem os itens #20-23.			
14	Ausência de sons respiratórios adventícios (roncos, estertores, pieira)?			
15	Secreções finas e mínimas?			
16	Ausência de doença/deformidade neuromuscular?			
17	Ausência de distensão abdominal/obesidade/ascite?			
18	Tubo endotraqueal oral >7,5 ou traqueotomia >6,5			

Desobstrução das vias aéreas				
19	Os reflexos de tosse e deglutição são adequados?			
Força				
20	Pressão inspiratória negativa <20 cm H2O			
21	Pressão expiratória positiva >30 cm H2O			
Resistência				
22	Volume corrente espontâneo >5 ml/kg?			
23	Capacidade vital >10 a 15 ml/kg?			
Gases no sangue arterial				
24	pH 7,30-7,45			

25	PaCO2 de aproximadamente 40 mm Hg (ou basal) com ventilação por minuto < 10 L/min (avaliada enquanto o paciente está em suporte ventilatório)			
26	PaO2 >60 mm Hg com fração de oxigénio inspirado < 40%			
Pontuação total				

Apêndice C

Pontuação da Avaliação Sequencial da Insuficiência de Órgãos (pontuações SOFA): Vincent (1996)

Número de código:			Data da pontuação:		
Pontuação SOFA	0	1	2	3	4	Comentários
Respiração PaO2/FIO2(mm Hg)	>400	<400	<300	<200	<100	
SaO2/FIO2		221-301	142-220	67-141	<67	
Coagulação Plaquetas 103/mm^3	>150	<150	<100	<50	<20	
Fígado Bilirrubina (mg/dL)	<1.2	1.2-1.9	2.0-5.9	6.0-11.9	>12.0	

Cardiovascular Hipotensão	Sem hipotensão	MAPA <70	Dopamina </=5ou ou Dobutamina (qualquer) (as doses dos fármacos vasopressores estão em mcg/kg/min)	Dopamina >5 ou ou Norepinefrina </=0,1	Dopamina >15 ou Norepinefrina >0.1	
CNS Pontuação de coma de Glasgow	15	13-14	10-12	6-9	<6	
Renal Creatinina (mg/dL) ou débito urinário (mL/d)	<1.2	1.2-1.9	2.0-3.4	3,5-4, 9o u <500 ml/d	>5,0 ou <200 ml/d	
Pontuação total						

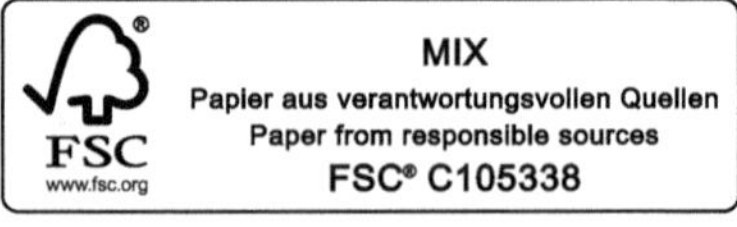

Printed by Books on Demand GmbH, Norderstedt / Germany